可怕的科学
HORRIBLE SCIENCE

致命毒药
PAINFUL POISON

[英]尼克·阿诺德 原著　[英]托尼·德·索雷斯 绘　成 诚 译

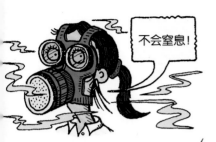

不会窒息！

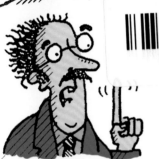

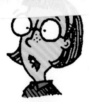

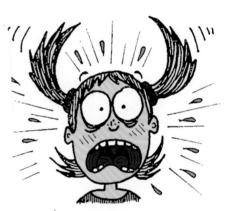

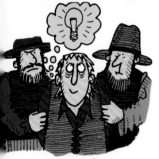

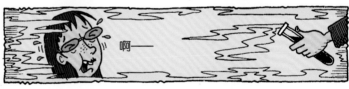

啊——

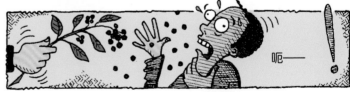

呃——

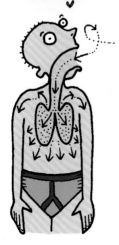

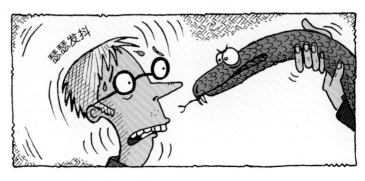

瑟瑟发抖

北京出版集团

北京少年儿童出版社

著作权合同登记号

图字:01-2011-4726

Text © Nick Arnold 2004,

Illustrations © Tony De Saulles 2004

Cover illustration reproduced by permission of Scholastic Ltd.

图书在版编目(CIP)数据

致命毒药 / [英]阿诺德著;[英]索雷斯绘;成诚译 . —北京:北京少年儿童出版社,2013.1(2024.10 重印)

(可怕的科学·经典科学系列)

书名原文:Painful Poison

ISBN 978-7-5301-3297-5

Ⅰ.①致… Ⅱ.①阿… ②索… ③成… Ⅲ.①有毒物质—少年读物 Ⅳ.①X327-49

中国版本图书馆 CIP 数据核字(2012)第 258339 号

可怕的科学·经典科学系列

致命毒药

ZHIMING DUYAO

[英]尼克·阿诺德 著

[英]托尼·德·索雷斯 绘

成 诚 译

*

北 京 出 版 集 团 出版

北 京 少 年 儿 童 出 版 社

(北京北三环中路6号)

邮政编码:100120

网 址:www . bph . com . cn

北 京 少 年 儿 童 出 版 社 发 行

新 华 书 店 经 销

三河市天润建兴印务有限公司印刷

*

787 毫米×1092 毫米 16 开本 9.75 印张 115 千字

2013 年 1 月第 1 版 2024 年 10 月第 41 次印刷

ISBN 978 - 7 - 5301 - 3297 - 5

定价:29.00 元

如有印装质量问题,由本社负责调换

质量监督电话:010 - 58572171

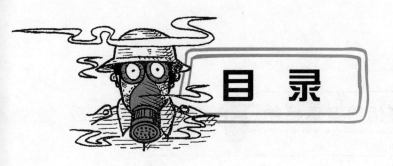

目 录

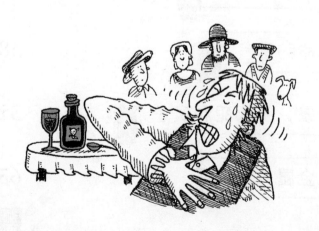

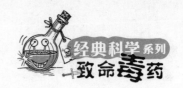
引 子

小心啊！我担心这本书的内容可能会吓着你！

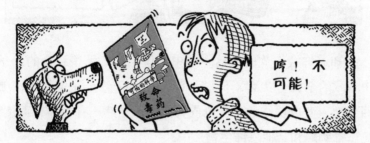

这是本关于毒药的书。一提起毒药，人们都会觉得那是一种令人生畏的东西，尤其当有人误服了毒药的时候，那绝对会死人的！

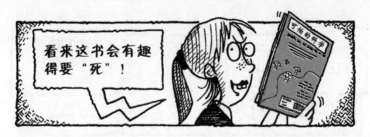

好吧，我必须警告你：这本书比化学课本吓人多了，那些恐怖的化学实验和这本书相比根本就不算什么。事实上，当我们把这本书连接上一台恐怖指数测试仪时，里面的情节把机器都吓爆了！

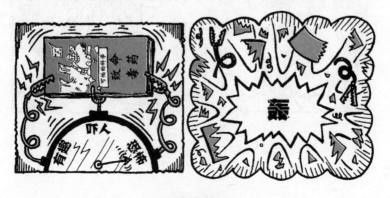

1

这本书真的会使你毛骨悚然、不寒而栗，你还敢读下去吗？

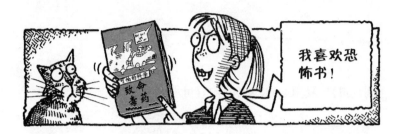

我知道你会喜欢的！这本书中不仅记录了那些致命的化学药品中暗藏的杀机，以及喝下去后痛苦万分的感受，而且讲述了哪种毒药会把人变成粉红色、青色或者黄色，当然还有各种有毒植物、毒蛇、毒蜘蛛和其他恐怖生物……

另外，书中还有一些极其黑暗恐怖的内容，包括怎么把你的妹妹变成木乃伊……而且是在她活着的时候就变！

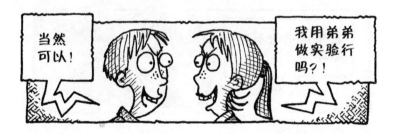

或许我不该和你说这么多……也许我该把书拿走？

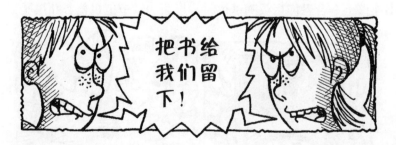

好吧，如果你自以为无所畏惧就接着读吧，但是千万别做噩梦！

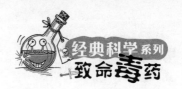

杀人不见血

让我们从最可怕的东西开始说起。在这个世界上，有毒物质几乎无处不在……

▶ 有毒气体。

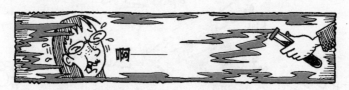

▶ 有毒植物。

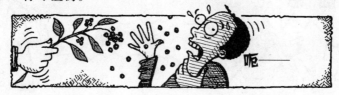

▶ 有毒动物。

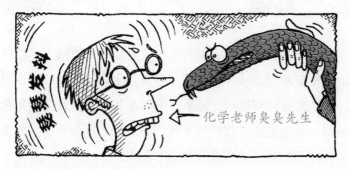

化学老师臭臭先生

但究竟什么是毒药呢？接着读，你马上就会知道！

什么是毒药

毒药是会使你身体中的化学反应发生紊乱的物质。为了让你明白这句话的意思，我们把臭臭先生变成了一支巨大的试管，看看

他的体内会发生些什么……和其他所有人的身体一样，臭臭先生的
"试管身体"中正发生着几十亿个化学物质的变化，科学家称这些
变化为"化学反应"。

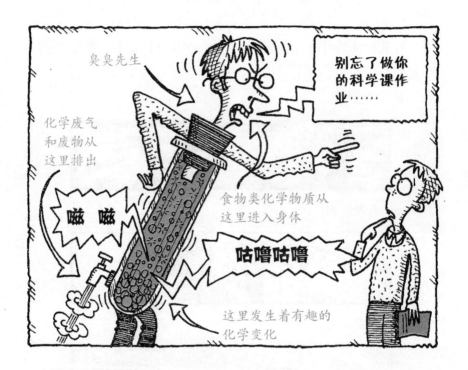

但是，毒药会让这些重要的化学反应变得一团糟。你可以把身
体内的化学反应想象成一群孩子正在操场上玩耍，虽然看上去毫无
秩序，但是游戏都有规则，每个孩子都在其中扮演自己的角色。而
毒药就像一帮混混儿。这些坏家伙闯进操场，赶跑孩子，抢走游乐
设备，按照他们自己的游戏规则玩了起来。

换句话说，讨厌的毒药毁了正常的化学反应！

毒药为什么会致命

没有化学反应的可怜身体是不能存活的。我们只要看看臭臭先
生就会发现，他每时每刻都离不开化学反应……

▶ 他的大脑向肌肉发出信号；

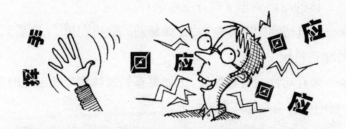

▶ 肌肉就会按照要求作出反应；

▶ 他的内脏消化吃进去的食物；

▶ 他的身体从食物中获取能量，从空气中获得氧气。（人体需要能量来维持生存以及驱动化学反应。）

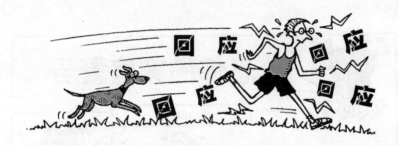

但是，如果毒药进来捣乱了，这些化学反应就完蛋了。或许，臭臭先生的身体会无法正常工作，甚至突然停摆……永远不动。

毒药致命真相

前面已经说过，这个世界上到处都有有毒物质，主要的类型有下面几种：

▶ 有毒的气体，比如一氧化碳和氯气。它们会在本书第43页和第48页等着你，让你窒息。

▶ 有毒的金属，比如铅和汞。你能在本书第57页和第61页找到它们，但千万别爱上它们闪闪发光的外表呀！

▶ 有毒的类金属，包括锑和砷等。它们将在第65页和第68页出现，读的时候别忘了准备呕吐袋！

▶ 来自植物的有毒物质，比如颠茄。你将在第77页看到那些可怕的绿色植物。

▶ 来自动物的有毒物质，比如黑寡妇蜘蛛和绿曼巴蛇的毒液。第90页的内容会把你吓得哇哇乱叫。

▶ 用作管道清洁剂的碱性物质以及酸类物质中的硝酸。这类物质太厉害了，连你也能被溶解掉。第124页中关于它们的一些真相，将令你不寒而栗。

当然了，毒和毒也是有区别的，有些毒性物质造成的后果会更可怕……

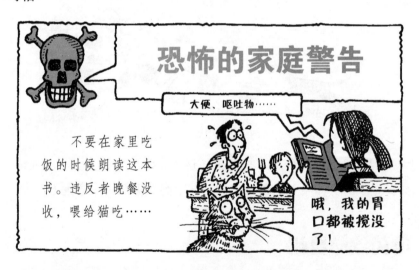

▶ 磷（第64页）能使粪便和呕吐物在黑暗中发光。

▶ 硝酸能让你流出白色泡沫状的鼻涕，带给你灼烧般的疼痛以及其他一些症状，绝对能把像这样的一本好书的形象给颠覆了！维多利亚时代的英国医生曾把稀释的硝酸作为一种镇静舒缓洗液，但那实在是太愚蠢了。

▶ 亚硝酸钠能阻止血液携带氧气。氧气能让血液变成有活力

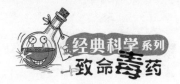

的鲜红色，没有氧气的话，身体就会变成蓝色。

在我们继续读这本书之前，应该先认识一下下面这两个人。他们是专为本书服务的毒药专家——毒药伯爵和他的助手毒液夫人。

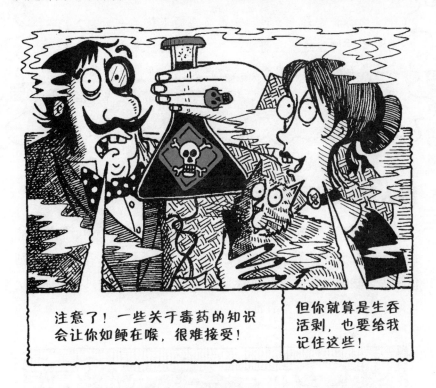

注意了！一些关于毒药的知识会让你如鲠在喉，很难接受！

但你就算是生吞活剥，也要给我记住这些！

伯爵，哪种毒药是你最喜欢的呢？

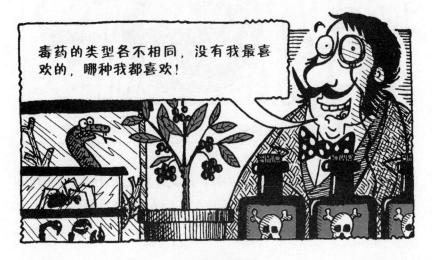

毒药的类型各不相同，没有我最喜欢的，哪种我都喜欢！

肉毒杆菌毒素是世界上最致命的毒药之一。这个名字和肉有关,但你绝不会想咬一口肉毒杆菌制成的香肠。这种让人痛苦万分的毒素有着骇人听闻的致死性,只要散布到空气中一小茶匙,就能杀死15亿人。不过,你可别因此吃不下美味的香肠哦!

出人意料的恐怖事实

别惊慌!请保持镇静。好,不是我有意要让你心烦,但你可能经常会吃喝一些毒药!我敢肯定你今天也这么做了!我说过了,别惊慌!你吃的午餐并没有把你毒死,对吧?这些物质只有在你一次性吃下很多的时候才是有毒的……

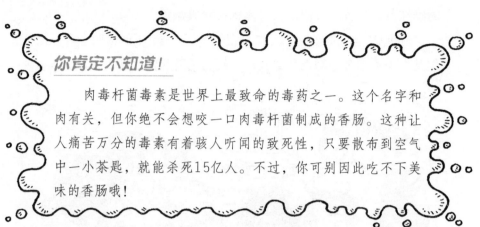

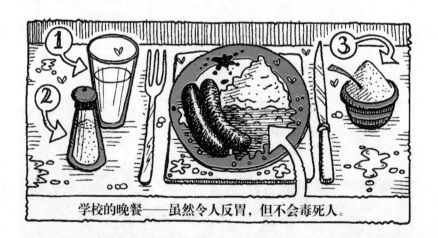

学校的晚餐——虽然令人反胃,但不会毒死人。

1. 水是一种毒药!如果你喝了太多的水,会导致血液中电解质的浓度低于正常水平。你会感到神志不清、疲惫、昏昏欲睡,甚至发生死亡。但是别担心,如果你星期一的早晨有这种感觉,并不

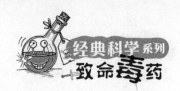

是你星期天晚上喝的那杯水惹的祸！因为只有当你在几小时内喝下海量的水，才会发生水中毒。

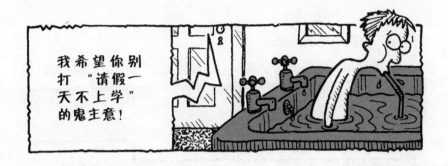

2. 盐所包含的可不止一种毒药，而是两种——钠和氯。这两种毒药以盐的形式结合，就像一个"邪恶二人组"。

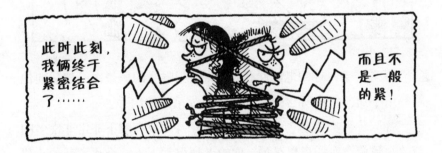

如果你一次吃下太多的盐，比如吃下几大汤匙的盐，那就会打乱你的神经系统的正常工作，导致死亡。

3. 糖也是一种毒药！它能把你身体中的水分吸到血液中。当你可怜衰老的身体试图用排尿的方式排除糖分时，你的身体会失去更多的水分。糖能让微生物脱水，使它们黏糊糊的身体褶皱变形。不过别慌，你比微生物可大太多了，你需要吞下非常大量的富含糖分的甜食，才会出现这种悲惨的结局……

想知道多少糖才会让人中毒吗？在教师节那天，和我们一起给老师们送上成堆的小甜面包，还有让人作呕的谄媚笑脸吧……

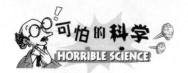

刁难老师

你需要：

▶ 一个小甜面包

▶ 一张谄媚的笑脸

礼貌地敲开教师办公室的门，伴着甜美的微笑送给老师甜甜的小面包。（确保面包是你之前没有咬过的。）当老师咬了一口时，你对他说……

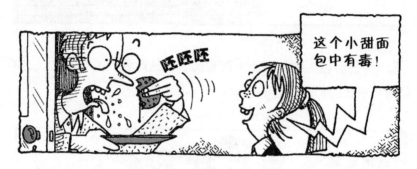

享受一会儿你的老师脸色大变、紧捏喉咙的场景……然后向他解释：小甜面包中所含的糖分能够成为杀人的凶手。

如果你良心发现，不妨继续解释一下：只有吃下非常非常多的糖才会致命。我的意思是说，你的老师得吞下 100 个甜腻腻的小甜面包才会受尽折磨而死。记住，绝对不要在老师的茶水中放入 200 汤匙糖（或者其他物质，包括盐和泻药）。如果你不听劝，你也许需要一辈子都去做那些做不完的科学课作业，而且是在监狱中！

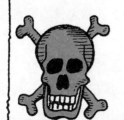

可怕的健康警告

永远不要在自己身上试验毒药，也不要在别人身上试验，永远！毒药能杀死人，乱用毒药的人是无可救药的傻瓜，说不定哪天会真的愚蠢地送了命。

远离毒药

毒药只有进入你的身体才会致命——也就是说，你是安全的，只要不……

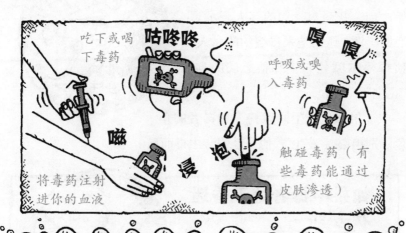

你肯定不知道！

在2000年，一群丹麦女孩偷偷溜入卫生间去抽烟，怎么说呢，她们的智力简直就像是一只蠢到家的土鳖。打火机中的丁烷是一种有毒、易燃的气体。你可以想象，当其中一个女孩点燃一支香烟时发生了什么。

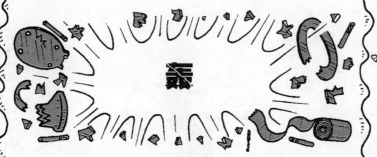

唉，你还能指望什么呢？吸烟真是一件大坏事！这些女孩身上着了火冒着烟，想停止"吸烟"都不行。我说过了，毒药可不是闹着玩儿的，这群女孩就是一群"玩火自焚"者。

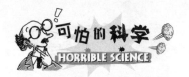
中毒应急措施

如果遇到有人中毒，我相信你一定非常庆幸读过下面的内容。在我们开始之前，我想对我们的客人表示衷心的感谢，他们是来自纽约的私人侦探福尔摩丝先生和他忠实的狗"花生"。

嘿!

汪汪!

福尔摩丝先生同意扮演中毒者的角色。别担心，"花生"，他只是假装中毒而已。

如果中毒者处于昏迷状态……

　　1. 看看能否发现他们吃了什么。找找毒药瓶、吃剩下的食物，等等。查看他们的皮肤或衣物上是否有污渍。

　　2. 赶紧拨打急救电话，告知救护人员发生了什么，并听从他们的建议。

啊?

　　3. 检查中毒者的口腔，找找食物碎屑、假牙，或者其他可能梗塞喉咙的东西。

恶心!

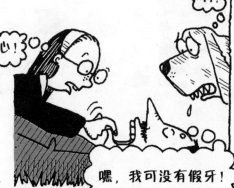

嘿，我可没有假牙!

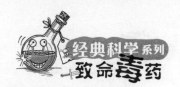

4. 把中毒者的身体摆成侧卧姿势，利于呼吸通畅。

5. 确保他们温暖舒适。

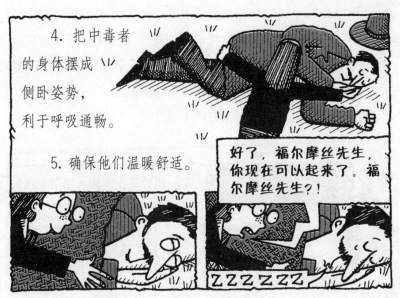

好了，福尔摩丝先生，你现在可以起来了。福尔摩丝先生？！

ZZZZZZ

哈，看来我们把他照顾得舒服过头了！

如果中毒者是清醒的……

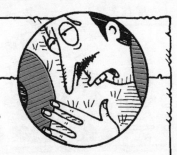

1. 询问中毒者吃了什么，吃了多少。

2. 赶紧拨打急救电话，告知救护人员发生了什么，并听从他们的建议。

3. 将中毒者送往医院，越快越好……

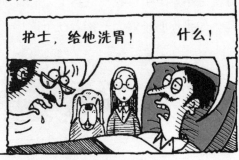

护士，给他洗胃！

什么！

负责给福尔摩丝先生治疗的是我们这本书请来的医学专家，尹森森博士。千万别试图逗这位博士笑，他一点儿幽默感都没有！

医生们经常会用一种叫作活性炭的物质来吸附中毒者胃中的毒素。但尹博士这次是用洗胃器将有毒物质吸出来的……别在家里这么做——而且绝不能在吃饭时间干这个！

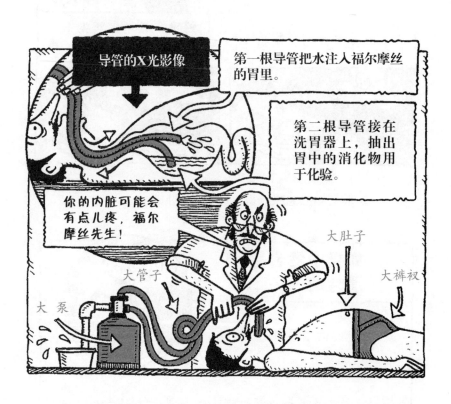

听上去，洗胃是件很痛苦的事情，但我向你保证：和中毒相比，洗胃就是小意思了！我知道这个，是因为我偷偷看了一眼下一章的内容。如果你胆子够大就接着往下读！

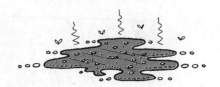

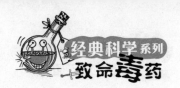

作恶多端的毒药

毒药伯爵收藏了种类繁多的各种毒药，他热情地向我们展示了其中一部分毒药对人体的影响。这非常有启发意义，因为本章所讲的都是毒药对人体的影响。现在，我们需要一位勇于献身的志愿者去进行相关的实验……

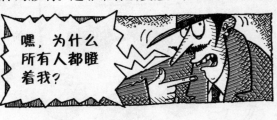

嘿，为什么所有人都瞪着我？

现在，就让我们看看毒药发作时，那些恐怖、神秘、令人难以忍受的内幕吧……

不同毒物是如何起作用的

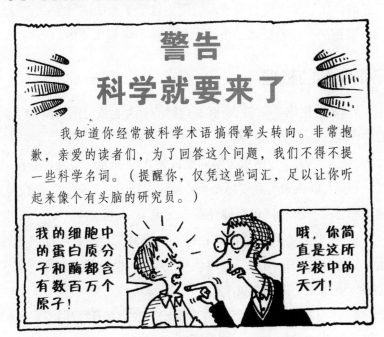

警告

科学就要来了

我知道你经常被科学术语搞得晕头转向。非常抱歉，亲爱的读者们，为了回答这个问题，我们不得不提一些科学名词。（提醒你，仅凭这些词汇，足以让你听起来像个有头脑的研究员。）

我的细胞中的蛋白质分子和酶都含有数百万个原子！

哦，你简直是这所学校中的天才！

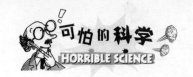

本书中高频出现的科学术语

原子——组成包括你在内的世间万物的基本粒子。

分子——由原子结合在一起构成的，是保持物质化学性质的最小粒子。这有点儿像你在学校里和同学聚在一起。

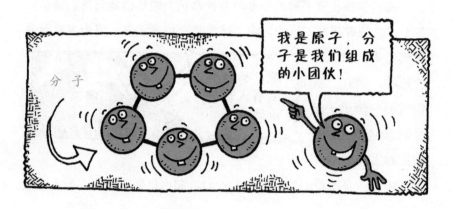

蛋白质——生命体中的一类分子。

酶——一类特殊的蛋白质，负责加速体内的化学反应。如果没有它们，化学反应将变得非常缓慢，以至于无法维持生命。

细胞——你的身体是由几十亿个微小细胞组成的。

不同毒物的机理

1. 像氰化物（见第88页）这样的有毒物质，因为阻碍了关键酶的作用，所以会导致死亡。

2. 神经毒素会使从大脑向肌肉发出的神经信号发生紊乱。所以，一些人命关天的重要指令，诸如"保持呼吸"等，无法被传送。这类邪恶的有毒物质包括神经毒气（见第50页）。

3. 一些有毒物质能溶解机体。这类有毒物质有可能是酸性物质，如硫酸（汽车用的铅蓄电池中就有），也可能是碱性物质，如烤箱清洁剂（见第125页）。

4. 还有一些属于刺激性有毒物质。这类有毒物质讨厌透顶，就

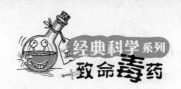
像你的小弟弟一样，只是能量更强大。烦人的弟弟只是会让你恼火，而喝下刺激性有毒物质会让你烦躁发狂、心腹绞痛、狂吐不止。这类有毒物质的非常代表是砷，在第68页中那几段充满痛楚的文字中能找到它。

5. 麻醉性有毒物质。比如，吗啡能让中毒者昏迷不醒，而番木鳖碱（见第86页）有非常强的刺激性，能毒害神经，让可怜的中毒者经受双重的折磨！

小动物们的大麻烦

毒药的效力并不只和毒药的类型有关，摄取的药量也是至关重要的。更准确地说，要看与体形相比，所摄入的毒药量是多少。

如果你想用毒面包毒倒一头大象的话，你的面包需要有一只足球那么大才行；但是，如果你想杀死的是一只小老鼠，那你的面包有一粒方糖大就足够了。为了证明这个观点，伯爵用福尔摩丝先生、一只刚好飞过来的苍蝇和一罐杀虫剂准备了一个邪恶的实验……

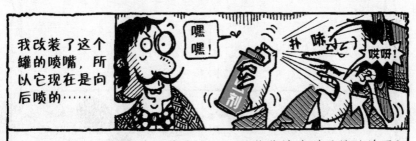

幸运的是，福尔摩丝先生没死。虽然他被喷到了足以杀死1只苍蝇的杀虫剂的剂量，但是他的体重是苍蝇的约10万倍，所以要想结束他的生命，需要消灭1只苍蝇的约10万倍的剂量。

身体的反击

前面说的都是有毒物质如何毒害人的身体，令人胆战心惊，所

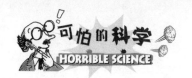
以你应该非常高兴地读到，我们的身体并非没有任何抵抗能力，只
等着束手就擒。你善战的身体拥有秘密反击计划来进行回击，虽然
那些方法也有点儿令人作呕……

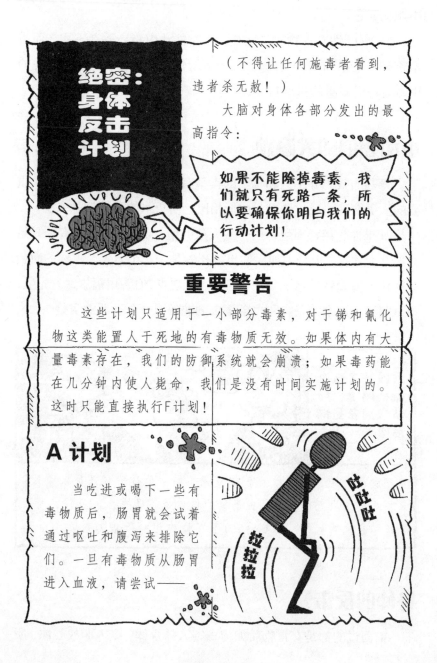

绝密：身体反击计划

（不得让任何施毒者看到，违者杀无赦！）

大脑对身体各部分发出的最高指令：

如果不能除掉毒素，我们就只有死路一条，所以要确保你明白我们的行动计划！

重要警告

这些计划只适用于一小部分毒素，对于锑和氰化物这类能置人于死地的有毒物质无效。如果体内有大量毒素存在，我们的防御系统就会崩溃；如果毒药能在几分钟内使人毙命，我们是没有时间实施计划的。这时只能直接执行F计划！

A 计划

当吃进或喝下一些有毒物质后，肠胃就会试着通过呕吐和腹泻来排除它们。一旦有毒物质从肠胃进入血液，请尝试——

吐吐吐

拉拉拉

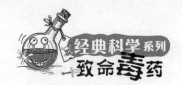
B 计划

我们可以通过排尿来排除一些毒素。尽管如此，还是非常有必要执行C计划。

C 计划

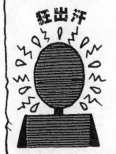

通过排汗把毒素从皮肤排出去。当蛇或蜘蛛把毒液注入你的血液后，C计划会格外有效。但它的不足在于，如果出汗或排尿过多，我们会脱水而死！哦，看来我们需要一些补救措施。好在我们还有D计划。

D 计划

肝脏来救援了！没错，只要毒素有可能被清除，肝脏就能胜任这项工作！让我们把希望寄托于此吧，因为——

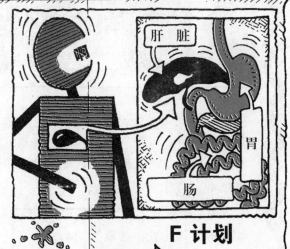

肝脏

胃

肠

E 计划

唉，这个计划不存在。

F 计划

尽情恐慌吧！

现在，你一定想知道肝脏是如何把你从痛苦的中毒症状中拯救出来的。没问题，下面就有一个很好的机会……

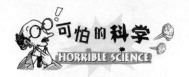
魔鬼毒药档案

名　称：救命的肝脏

基本资料：

1. 成年人的肝脏重约1.5千克，位于体内右侧肋骨的下方。

2. 肝脏就像一个血液过滤器。5分钟的时间，它就能将全身的血液过滤一遍。如此算下来，1年经它过滤的血液能装满23辆奶罐车。

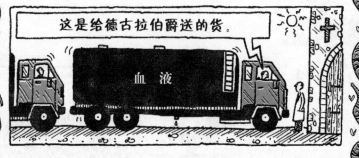

这是给德古拉伯爵送的货。

血 液

3. 肝脏过滤血液是为了寻找保证你存活的重要化学物质，比如各种维生素，同时也具有分解毒素的功能。经过生物转化，使毒素转变为无毒或毒性较小、易于排泄的物质。

4. 一些毒素通过血液被送到肾脏，随着尿液排出；一些毒素则经过胆汁的处理后，随着粪便排出体外。

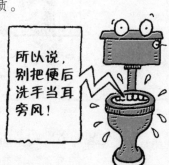

所以说，别把便后洗手当耳旁风！

经典科学系列
致命毒药

痛苦的细节：

1. 肝脏只能对付少量的毒素。大量的毒素会加重肝脏净化功能的负担，超出它的能力范围。有些毒素还会对肝脏造成严重的危害，比如磷和一些蘑菇中的毒素。

2. 肝脏功能如果受损，它就无法正常工作，进而引起胆汁排出不畅，把皮肤和眼睛变成黄色。

正如尹森森博士说的：

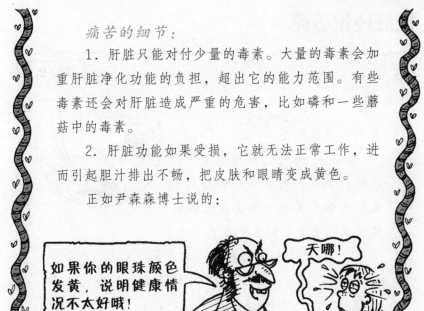

还记得水和糖这些对人大有裨益的物质，在被过量摄入后会变成毒药的事情吗？另外一种"物极必反"的化学物质是维生素A。鱼、蛋、黄油、奶和胡萝卜中都含有维生素A，动物的肝脏中也含有维生素A，那么你猜还能在哪里找到维生素A呢？

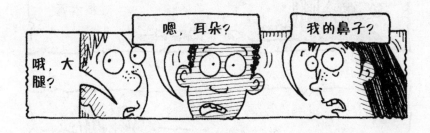

没错，就是你自己的肝脏。没有维生素A，你就会患上皮肤病和夜盲症。但是，如果摄入太多，维生素A又会成为杀死你的凶手。澳大利亚探险家道格拉斯·莫森的经历会向你说明这一点。下面是他写给女朋友的信……

吃肝还是等死

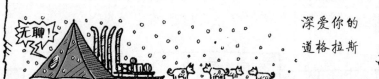

南极　1912年11月20日

亲爱的帕基塔:

　你还好吗?我的身体还不错。现在,我正和我的好朋友默茨和宁尼斯一起坐在暖和的帐篷里。每当我们想起自己是首批

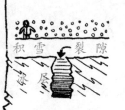

积雪　裂隙　冰层

探索南极洲中这片区域的人,就非常兴奋。我们干得很出色!但是你要知道这并不轻松。在积雪下面,暗藏着许许多多道裂隙,它们在冰层中深达几百米,所以我们必须小心应对!我想你要在明年才能看到这封信,那时候我们就会回到澳大利亚,然后咱俩准备结婚吧。我归心似箭!

无聊!

深爱你的
道格拉斯

南极　1912年12月13日

哎呀!

亲爱的帕基塔:

　可怕的事情发生了!宁尼斯掉入了一个可怕的裂隙中。

与宁尼斯一起掉下去的还有满载着食物和装备的雪橇，以及拉雪橇的狗。

我们一整天都在对着裂隙呼喊，希望能够听到微弱的呼救声，但是我们什么也没听到——宁尼斯一定是死了。目前我们还剩下一副雪橇和一队雪橇犬。我们必须限量食用剩下的食物，必要的时候只得杀死雪橇犬充饥，再把吃剩的骨头喂给其他的雪橇犬，也许我们还能返回基地……刚刚够而已。为了一线希望而努力吧！

爱你的
道格拉斯

另外，默茨说："幸亏帕基塔没有来这里！"

南极　1913年1月1日

亲爱的帕基塔：

本想在圣诞节给你写信的，但是当时我的状况并不好。我们一直靠吃狗肉维持着，而且雪橇犬也只剩最后一条了。狗肉很难吃，尤其是它们的爪子，也许狗并不这么想。默茨的情况比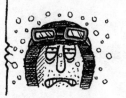我还差，但是能让你感到欣慰的是，

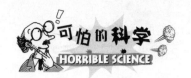

我把最好的部位——肝脏给他吃了。

深爱你的
道格拉斯

真是美味呀!

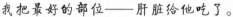

我不再关心我到底在哪里了　1913年1月15日·····

皮屑，而不是雪花!

亲爱的帕基塔:

也许这封信会在我冻僵的身体上被发现。1月6日，默茨感觉更差了。我们俩都感到肠胃剧痛，皮肤开始剥落，并且开始脱发，脚趾也被冻得失去了知觉。我们离安全地带还有160千米，但是默茨发着烧，一步也迈不动了。第二天，他死了。我用冰给我的朋友堆了一座坟。我的双脚皮肤严重脱落，所以我多穿了几双袜子，每走一步都疼痛不已。在后来的几天，我甚至不知道自己是死了还是活着。我只是机械地走啊走，并不知道自己还能走多远。

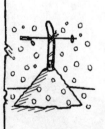

唉!

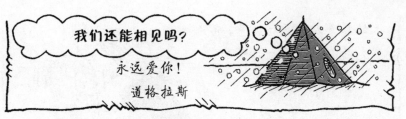

我们还能相见吗？

永远爱你！

道格拉斯

南极　　1913年2月8日

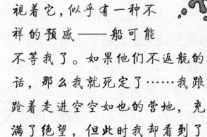

亲爱的帕基塔：

你永远无法想象发生了什么！我在不经意间发现了一条路，它通向一个冰洞，我们曾经在里面储存了一些食物。洞外面的暴风雪怒号着，我无法离开，虽然这里离营地只有8千米远！终于，暴风雪停了，我继续赶路。跌跌撞撞地，我完成了剩下的行程，看到了营地……而船正打算扬帆起航。我凝视着它，似乎有一种不祥的预感——船可能不等我了。如果他们不返航的话，那么我就死定了……我跟跄着走进空空如也的营地，充满了绝望，但此时我却看到了那些留下来等我的人。我的模样太糟糕了，以至于他们都没认出我来！我照了照镜子，也认不出自己了。我看起来就像一个破破烂烂、弱不禁风、臭气熏

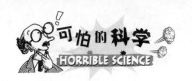

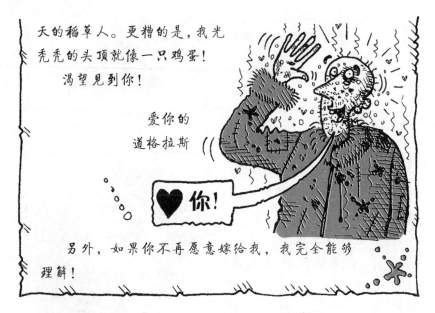

天的稻草人。更糟的是，我光秃秃的头顶就像一只鸡蛋！

渴望见到你！

爱你的
道格拉斯

♥ 你!

另外，如果你不再愿意嫁给我，我完全能够理解！

英雄凯旋

故事的结局不错，道格拉斯·莫森和那些等他的人用无线电召回了船只，道格拉斯作为英雄返回了澳大利亚，而帕基塔仍然愿意嫁给他……

但是，杀死默茨并差点儿要了道格拉斯的命的是什么怪病呢？当时没人知道是怎么回事儿。事实是他们中毒了——凶手就是肝脏。那些雪橇犬是北极哈士奇，和大多数北极动物一样，它们的肝脏中储存着大量的维生素 A，量大得足以使人吃下后引起腹痛、呕吐、皮肤和头发脱落。杀死一个成年人轻而易举。

道格拉斯·莫森是幸运的，他能活下来是因为他吃的肝并不算多。至少他的故事还有一个美好的结局，比起下一章中讲的故事好多了……

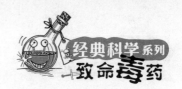
血淋淋的故事

如果世界上有什么比毒药还可怕的，那就要数用毒药武装自己的坏蛋了。本章讲的都是一些人们使用毒药的可怕故事。

数千年前，没有人知道具体时间，人类已经学会了用毒药作为武器。生活在日本、南非和南美的原住民虽然相隔万里，但是他们都使用有毒武器进行狩猎。

古希腊人通晓毒箭，知道如何让毒药穿透皮肤。在一个关于赫拉克勒斯的传说中，这位希腊的超级英雄是被一件毒背心害死的。在罗马诗人奥维德的笔下，这个故事被描绘得更加血腥……

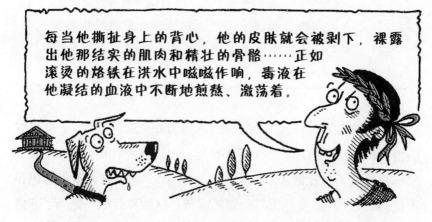

每当他撕扯身上的背心，他的皮肤就会被剥下，裸露出他那结实的肌肉和精壮的骨骼……正如滚烫的烙铁在洪水中嗞嗞作响，毒液在他凝结的血液中不断地煎熬、激荡着。

多震撼的一首诗呀！为什么不在语文课上朗读给同学们听，让老师手捂着嘴跑出教室呢！（顺便说一下，这里的毒液是蛇、蝎子或蜘蛛等分泌的毒汁。）

赫拉克勒斯认为，唯一能结束这种痛苦的方法就是活活烧死自己——他在一个朋友的协助下这样做了。结果，他没有失去任何东西，因为众神让他进了天堂，在那里他和一位女神结了婚。所以，结局还是挺不错的……

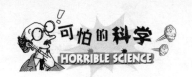

虽然这只是个关于赫拉克勒斯的传说，但它说明古希腊人和古罗马人已经掌握了很多如何使人中毒的方法。下面只是数不清的案例之一……

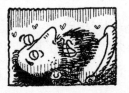

毒杀案件档案

受害人：阿加索克利斯

身份：叙拉古国王

时间：公元前289年

地点：西西里岛

投毒者：他的孙子

谋杀过程：这位国王习惯用一根羽毛的尖端来清洁牙缝中的食物碎屑。于是，他的坏孙子便趁机事先将这根羽毛蘸了毒药。中毒的国王因此昏迷不醒（可能是一种神经毒素）。

所有的人都以为国王死了，就按照古希腊的传统为他举行了葬礼。他的身体被烧掉了，可他当时还没有死呢！

在那个古老的年代，最致命的毒药大都来源于植物，一度当红的植物毒药就是毒芹。公元前399年，古希腊著名的哲学家、教育家苏格拉底（公元前469—公元前399）因"腐蚀雅典青年思想和不信神"的罪名，被用毒芹的毒液赐死。这种毒药似乎传遍了苏格拉底的全身，他的学生柏拉图是这样回忆的……

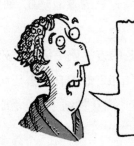

老师躺了下来。端着毒药的人按住他的脚。老师说没有任何感觉，当毒药到达心脏的时候，他将会死去。

在毒药发挥作用的过程中，苏格拉底一直保持清醒，思维清晰。这或许就是毒芹毒素最残忍的地方吧。

你肯定不知道！

幻想你的老师服毒自杀是毫无意义的。不过，这种事情的确发生过。1928年，匈牙利教师里奥·布雷克给学生讲解苏格拉底死因的时候，为了还原当时的场景，他喝下一些毒药……死掉了。虽然我们都喜欢课堂气氛活跃的老师，但这件事老师做得有点儿过于轻率了！

毒药经常被用来除掉重要的人物。在16世纪的意大利，给他人下毒是常有的事，一些人甚至以毒死别人为谋生手段！

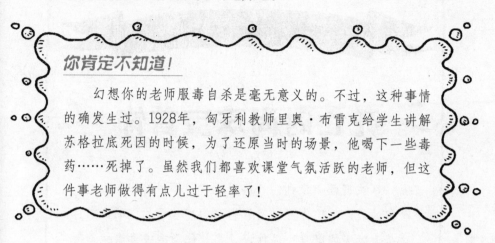

毒杀案件档案

受害人：比安卡·卡佩罗

身份：投毒者

时间：16世纪

地点：意大利佛罗伦萨

投毒者：她自己

谋杀过程：她当时正准备用一块诱人的毒馅饼加害斐迪南主教。但是聪明的主教偷换了手中的甜点，不知情的比安卡反倒中毒，葬送了自己的性命。

在比安卡的时代，毒药甚至成为时尚的代名词……广告时间，马上回来。请不要走开！

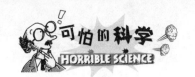
毒药伯爵的毒药产品

隆重推荐

死亡时尚珠宝首饰

从我们最新设计的"快乐死亡"系列首饰中挑选一款你的最爱吧！你可以用最绚丽的方式毒死你的仇敌！这是为时尚的献身！每件设计都是体面的投毒者所需要的，包括：

下毒戒指

事先把毒药藏在戒指中，然后撒进仇敌的饮料里。保证能打破聚会的沉闷气氛！

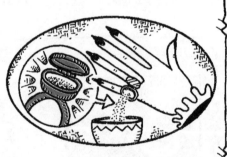

下毒项链

项链坠内有一个小小的暗盒，里面藏有一些毒药，保证百分之百致命。一旦你本人被捉住，还可以服毒自杀。保证信誉，如不满意，现金退还。（只要你活着就兑现！）

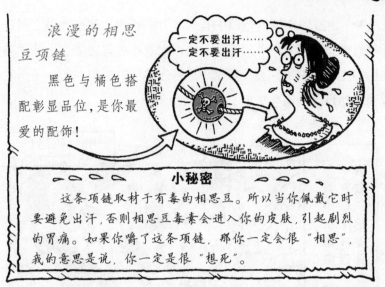

浪漫的相思豆项链

黑色与橘色搭配彰显品位,是你最爱的配饰!

小秘密

这条项链取材于有毒的相思豆。所以当你佩戴它时要避免出汗,否则相思豆毒素会进入你的皮肤,引起剧烈的胃痛。如果你嚼了这条项链,那你一定会很"相思",我的意思是说,你一定是很"想死"。

世界上有这么多讨厌的投毒者,强权的统治者自然会对毒药怕得要命,有的甚至被吓出了"神经病"……土耳其的苏丹阿布都·哈米特（1842—1918）尤为神经质……

▶ 他只喝一处秘密泉水中的水。

▶ 他的奶牛有专职的保镖守护,以确保牛奶安全。

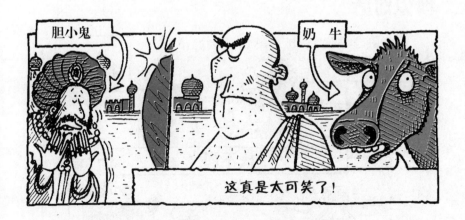

胆小鬼　　　奶牛

这真是太可笑了!

▶ 他只吃那些被试吃员、猫或狗尝过的食物。

▶ 他只穿被奴隶试穿过的衣服,以确保上面无毒。

▶ 他宫殿周围的城镇中有约 2 万名密探。这些密探之间也要互相监视，确保他们中间没人会密谋对胆小的苏丹下毒。为了防止密探们工作不努力而发生纰漏，苏丹还养了几千只鹦鹉——当它们看到行动可疑的陌生人时，就会聒噪不停！

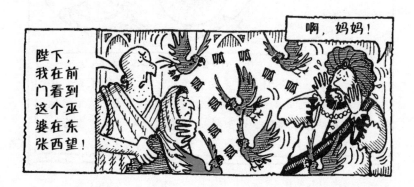

最终，土耳其人民被阿布都的古怪行为搞烦了，他们把这个讨厌的人赶出了国家——至少他不是被毒死的！

其实，这些紧张兮兮的统治者真正需要的是中毒后的补救措施。什么意思呢？

魔鬼对话

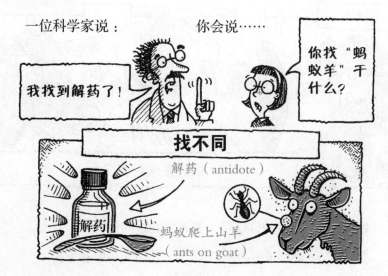

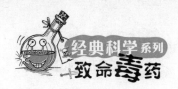

没错,科学家说的是"药剂"(dote)不是"山羊"(goat)!解药是一种能阻止有毒物质毒性发作的物质。需要提醒的是,山羊在古代的确是一种解药,我们这就去看看吧……

惊人的解药

解药分子能够和毒素分子相结合,从而阻止毒药在体内做坏事。想象一下,毒药就像一群正在寻衅滋事的无赖孩子,解药则像一群正义的好孩子,他们围在坏孩子的边上,阻止他们做坏事。

在寻找解药这个令人绝望的过程中,那些要害人物们尝试使用了各种好东西和怪东西。你觉得里面真有能起作用的吗?

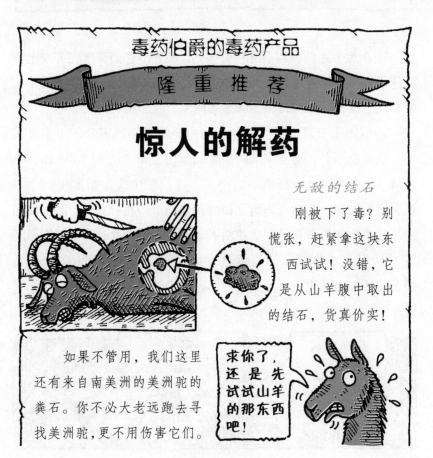

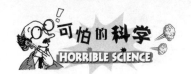

陶土解毒剂

如果中毒了，可以试试有滋有味的红精陶土。好吧，它并没有我说的那么味美可口！它是希腊利姆诺斯岛上的黏土与山羊血的混合物，是山羊血让它具有了特殊的气味。要是担心食物有毒，可以每顿饭都吃上一点儿红精陶土！

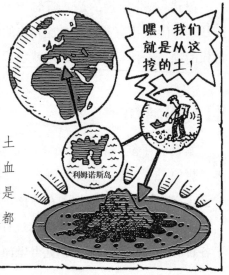

嘿！我们就是从这挖的土！

利姆诺斯岛

还在想上述两种解药哪种有效吗？好吧，它们都曾在人身上实际应用过。如果管用，就能拯救生命；如果不管用，当然是结果正好相反。准备好品尝可怕的味道了吗？

法国国王查理九世（1550—1574）曾想从西班牙领主手里买下一块动物结石，他找来当时最好的医生安布罗斯·伯雷（1510—1590），问他这块结石值不值得买。这位医生决定给国王一个有说服力的结论。当时正好有名厨师因盗窃罪即将被处死，医生便问厨师是否愿意吞下毒药和这块结石来代替死刑的执行方式。厨师回答："我愿意，求您了。"厨师于是喝下了毒药，吞下了结石，然后痛苦地死去。医生解剖了他的尸体，取出结石，对国王说……

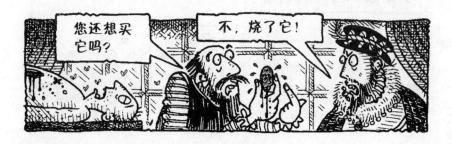

您还想买它吗？

不，烧了它！

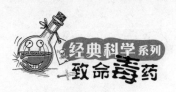

与此同时，在德国，那种传说中的陶土的解毒效果也被检验了，于是又有一个人的生命处于危险中。当然有部分细节是我编造的，但故事的基本情况是真实的！

一个关于测试的传说

德国西南部　巴登–巴登　1581年

我知道我死定了。我是一个小偷——现在根本无须否认这一点。我触犯了法律，就应该被绞死。但是，我还很年轻，我还不想死！我懂得一些药物知识，也许有一天我会在这方面有杰出的贡献……如果我能活到那一天的话！

"饶命呀！"我向法官乞求，"请别让我死，我以后再也不偷东西了。"

但是老法官摇了摇头。"这就是法律。"他一丝不苟地说道，"你将在明天被处死。"

我的心怦怦乱跳，口干舌燥。卫兵扭着我的胳膊将我送回牢房。就在这时，我的脑海中闪现出一个主意——即使对作为死囚的我来说，这也是一个非常离奇、非常可怕、近乎于疯狂的主意。但是，我现在的处境就像一个快要淹死的男孩，我必须抓住救命的稻草……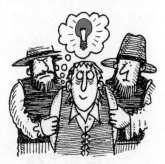

"求你了，求你了，"我哀求道，"能不能只答应我一个请求？"

"什么请求？"法官问，"快点儿说，我可没时间陪你。"

"让我服毒吧。什么毒我都敢吃……"

"服毒？"法官皱起了眉头，"那可比绞刑难受得多呀，而且痛苦的时间也更长。年轻人，你这是在虐待你自己。"

"我知道，不过请让我同时吃下一小块陶土。这是一个实验——

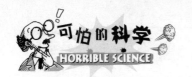

如果我死了，我至少为你省下了一条绳子钱。"

法官和自己的助理以及刽子手小声地商量起来。

最后，他缓缓地点了点头，说："那好吧，按照你的意愿。你要服下的毒药是汞的氯化物。我必须得说，你为自己选择了一种更难堪的死法。"

那天晚上……

我独自待在牢房中，凝视着牢房斑驳的墙壁，法官的话回荡在我的脑海中。明天，我将站在城市广场上，张开嘴，喝下一小勺毒药——剂量足以杀死 6 个成年人，而且极其痛苦。

我将一口喝下毒药，试着咕咚咽下去，但我喉咙的肌肉收缩在一起，僵直不动。我明白那种毒药的厉害。我会汗流浃背，我会呕吐不止，我会痛苦地翻滚，我会大小便失禁。这些症状将持续几个小时，然后我终将在剧痛中死去。

我仅有的一线希望就是那一小块陶土。据说它能管用，但没人做过类似的测试……我并不想睡觉，却在不知不觉中进入了梦乡，在黑暗寒冷的黎明前享受了片刻的宁静。

第二天早晨……

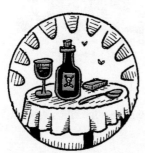

到时间了，我还没有吃早饭。不知为何，我不想吃东西。我浑身充满了对死亡的恐惧，我没有丝毫胃口……法官助理的宣判我根本听不进去，眼睛里只有那张小桌子，桌上摆着一杯葡萄酒、一把小勺、一瓶毒药和一小块陶土。法官助理用一条警告结束了宣判……

"如果他能活下来，他将获得自由；如果他死了，他的死相会非常恐怖。你们最好现在就离开……"

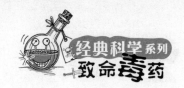

真希望我也能离开这里。

我茫然地盯着人群。他们交头接耳，挪动脚步，但没有人离开。

我盯着勺中的毒药，它或许更像一把毒剑。刽子手将勺子递到我的唇边。我张开嘴把毒药喝下，甚至能尝出金属的味道，口腔中一阵灼烧，我赶紧把它吞了下去。

人群唏嘘不已……

我盯着那块陶土，它只有我的大拇指指甲盖般大小，上面印有一个山羊徽记。刽子手将陶土投进葡萄酒中，又将杯子递给了我。现在，疼痛在加剧，我必须尽快咽下这杯葡萄酒才行。也许它能阻止这种灼烧感……

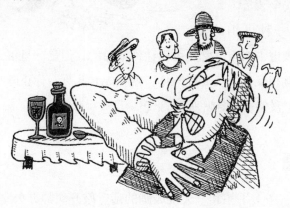

不！它没能奏效！

剧毒煎熬着我，在我体内燃烧。我闭上眼睛。我无法……忍受……下去了！然后……不知过了多久，疼痛减轻了。我死了吗？我睁开眼睛。我感到自己十分虚弱、恶心，冰凉的脸庞湿漉漉的。我深深地吸了一口气。太痛苦了，但我知道我活下来了。就是那块充满魔力的陶土救了我的命。

陶土的功能类似于活性炭。它能吸收一些毒素，从而阻止它们进入血液。（准确地说，活性炭的效果比陶土更好。）但是，在某些毒药面前，陶土将毫无用武之地。我说的是下一章中要介绍的那些令人恐惧、叫人窒息的狠角色……

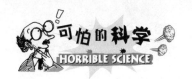

要命的毒气

安全警示：如果你闻到什么恶心的气味，千万不要惊慌失措！那股味道一定是从你家狗狗或者你的小弟弟身上飘出来的，绝不会是从书里散发出来的。如果实在难闻，你可能需要这件安全装备。

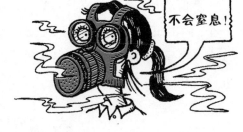

毒气是一种可怕的东西。你以为吸进去的空气都是可以让你活命的，但是一旦混进毒气的话，结果就相反了。我要提醒你，就在此时此刻，你正呼吸着有毒气体！对，没错，你在呼吸着毒气！

刁难老师

你需要一条大手帕和一大堆鼓励的话。敲开教师办公室的门，用手帕掩住你的鼻子。由于上次的小甜面包事件，你的老师也许不会给你好脸色看，所以你要面带微笑，询问他们感觉如何。老师可能会怀疑地看着你，而后含糊其词地说："不错，我想还不错。"这时，你应该说——

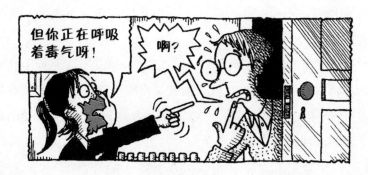

花两秒钟的时间欣赏老师眼睛中的恐慌，然后……

▶ 撒腿就跑，逃离老师发疯般的追赶。

▶ 向他解释：空气中含有氧气，而氧气能致命！

魔鬼毒药档案

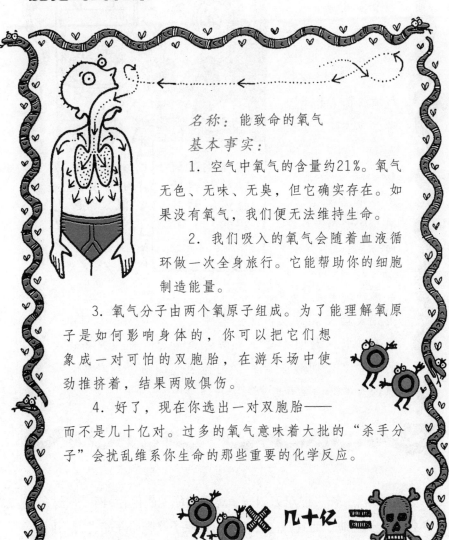

名称：能致命的氧气

基本事实：

1. 空气中氧气的含量约21%。氧气无色、无味、无臭，但它确实存在。如果没有氧气，我们便无法维持生命。

2. 我们吸入的氧气会随着血液循环做一次全身旅行。它能帮助你的细胞制造能量。

3. 氧气分子由两个氧原子组成。为了能理解氧原子是如何影响身体的，你可以把它们想象成一对可怕的双胞胎，在游乐场中使劲推挤着，结果两败俱伤。

4. 好了，现在你选出一对双胞胎——而不是几十亿对。过多的氧气意味着大批的"杀手分子"会扰乱维系你生命的那些重要的化学反应。

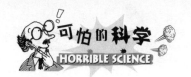
5. 这就是为什么你会把吸入的大部分氧气呼出，而没有利用它们的原因。身体所必需的氧气会由红细胞携带，运送到细胞里再被释放出来。

痛苦的细节：

1. 最早发现氧气有毒的人是法国化学家安托万·拉瓦锡（1743—1794）。他把豚鼠放在100%的纯氧中……结果可想而知。

2. 1951年的时候，医生会给新生儿大量吸氧，以帮助他们呼吸。但是，澳大利亚医生凯特·坎贝尔发出警告，她认为这样做是错误的。事实证明她是对的，因为氧气会伤害到婴儿眼部的血管，结果导致数千名婴儿失明。

> 我将用这只动物替代豚鼠进行我的实验！

> 我本来就是一只豚鼠，你这个傻瓜！

这就是氧气，一把双刃剑——离开它你无法生存，而吸入过多，也会置你于死地！而且，这对淘气的氧原子双胞胎还能进行不同形式的组合，形成不同类型的毒气。下面你将看到这种情况导致的悲惨后果……

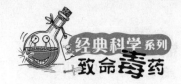

毒素大观——要命的毒气

名称：二氧化碳

神秘代号：CO_2

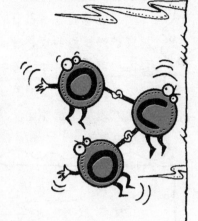

简介：可怕的氧原子双胞胎又交了个新哥们儿——1个碳原子。它们在一起形成一种无色的气体，你既看不见，又闻不着。

可怕的属性：毒药伯爵说，吸入太多的二氧化碳会导致窒息。他还说如果我们想了解那种感觉的话，他可以供给我们足够的二氧化碳气体。谢谢伯爵，我们不想了解了。

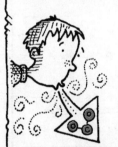

已知来源：木材和煤炭燃烧时都会产生二氧化碳气体。二氧化碳在空气中的含量约为0.03%。你的身体在新陈代谢的过程中，二氧化碳作为废气，会随呼吸被呼出体外。

可取之处：植物喜欢二氧化碳。它们摄取空气中的二氧化碳，利用碳原子制造食物。也就是说，我们吃的所有水果和蔬菜，包括午餐中被迫咽下去的黏糊糊的西兰花，都含有源于这种有毒气体所产生的化学物质。

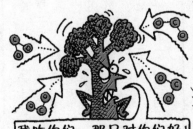

我吃你们，那只对你们好！

你肯定不知道！

甲烷也是一种能让人窒息的气体。你家里的取暖炉或炉灶燃烧的或许就是甲烷。这种气体能够由肠胃中的细菌制造，并随着打嗝放屁排出体外。1993年，一个男人吃了大量的豆子和卷心菜，然后就进到一个不通风的屋子里睡觉。结果，他被自己放出的甲烷屁熏得中毒了。

名称：二氧化硫

神秘代号：

SO_2

简介：一种有臭味的气体，包含2个氧原子和1个硫原子。

可怕的属性：二氧化硫能把水改变成酸性。在大气层中，它能够把雨水制造成"酸雨"；进入人体肺部后，它会与肺部表面的水分混合，导致肺水肿。

已知来源：煤炭燃烧释放出的浓烟，汽车尾气。

可取之处：二氧化硫会对老旧建筑造成侵蚀，呵呵，这样孩子们就不必被拽去参观了。但是你喜欢古建筑啊！别难过，孩子们，这种气体也能杀死真菌。

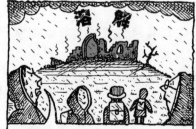

完蛋了！我们还是改成带领客人去逛公园吧，辛姆金小姐。

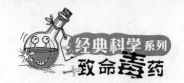

名称：一氧化碳

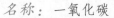

神秘代号：CO

简介：只有1个氧原子和它的碳原子朋友携手游荡。虽然看不见也闻不着，但是由于少了1个氧原子，这种气体变得更坏，而且坏很多很多！

可怕的属性：它们最喜欢的是搭乘红细胞去旅行，

滚开!

红细胞

它们太享受这种感觉了，以至于一旦上了红细胞的车就不再下来。但是这种局面意味着，氧气的位置被挤占了。要是细胞中几乎没有氧分子，人就会死亡。

已知来源：冒烟的篝火，以及燃气火焰（比如烧菜、烧烤用的气体），当它们不能充分燃烧时，就会产生一氧化碳。

可取之处：毒药伯爵说：

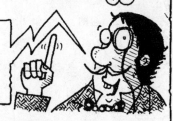

当吸入这种气体并中毒时，身体会变成可爱至极的草莓般的粉红色。

我不清楚伯爵是怎么知道这个现象的，但最好不要刨根问底。

毒杀案件档案

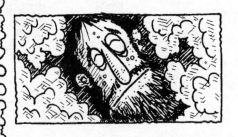

受害人姓名：迈克尔·马洛伊

身份：流浪汉

时间：1933年

地点：纽约

投毒者：酒吧老板托尼·马力诺、他的伙计丹尼尔·红·墨菲和葬礼承办人弗兰基·帕斯卡。

谋杀过程：托尼和弗兰基二人的事业都遇到了麻烦——托尼的酒吧赚不到钱，而弗兰基的葬礼业务也濒临倒闭。所以，他们决定毒死这个无家可归的流浪汉，去申领一大笔保险金。他们是这样对流浪汉下手的：

▶ 给他喝防冻液。马洛伊咕咚咕咚地喝完了递给他的防冻液，还想再来一些。千万别模仿这个！即使是很少量的防冻液也能致命。

▶ 给他吃变质的沙丁鱼三明治和腐臭的牡蛎。马洛伊吃了两份。

最后，当他们试图撞倒马洛伊让他冻死的努力失败后，这两个坏蛋用一氧化碳放倒了这个流浪汉。然而，警察听说过托尼和他同伙干的很多坏事，所以他们决定挖出马洛伊的尸体进行尸检。粉红色的尸体说明了马洛伊的死因。死者皮肤呈现粉红色肯定很不正常，不过这帮坏家伙在第二年被执行死刑时的身体状况看起来更糟。

一氧化碳真的很危险，所以如果你的家里是用燃气来取暖或做饭的话，最好缠着你的父母给家里安装一台一氧化碳探测器。这可是件严肃的事儿！不过，有些毒气能使你狂笑不已。没骗你！有一种毒气能让你狂笑并做出荒唐的动作——不信请看下面……

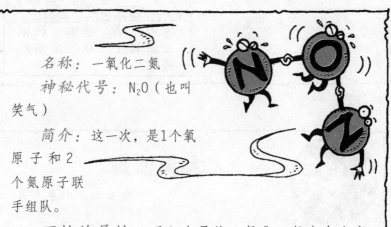

名称：一氧化二氮

神秘代号：N_2O（也叫笑气）

简介：这一次，是1个氧原子和2个氮原子联手组队。

可怕的属性：吸入少量的一氧化二氮会令人高兴，这也是它被叫作"笑气"的原因。伯爵用这种气体在福尔摩丝先生身上做了测试，你在下一页可以看到福尔摩丝的实验报告。

已知来源：汽车尾气，雷电交加的暴风雨。闪电能引起化学反应，使空气中的氮气和氧气结合，产生一氧化二氮气体。但是，在暴风雨中手舞足蹈似乎并不是明智之举，一旦你被闪电击中，是绝不可能闻到笑气的！

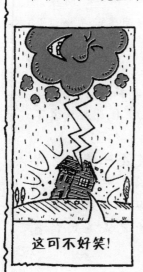

这可不好笑！

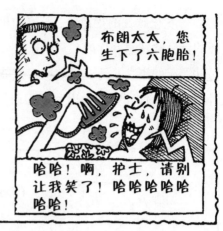

可取之处：少量的笑气能让肌肉放松，降低血压。把这种气体与氧气混合后，能在手术或分娩过程中用于麻醉止痛。

布朗太太，您生下了六胞胎！

哈哈！啊，护士，请别让我笑了！哈哈哈哈哈哈哈！

大笑侦探

报告人：福尔摩丝

"你说这种气体毫无危害？"我问道。我必须得确认这一点，因为我虽然缺钱，但还能搞清楚死和活的区别。

伯爵一副狡诈的样子。"这取决于用量的多少。"他说，"当然，我们要通过实验来得知多大剂量是致命的。"

我毅然回绝了这个提议，但还是接受了这份工作。"我可以只吸一点点。"我说。我估计这点量不算什么，但是我错了。

当我吸进这种气体后，似乎连皮肤的颜色都变得鲜艳了，我先是感觉指尖刺痛，然后逐渐麻木。接着，我快乐起来了，我还从没有这么高兴过。我不喜欢听笑话，但我发现自己正在因伯爵讲的那些愚蠢的笑话大笑不止……

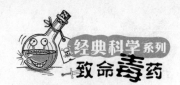

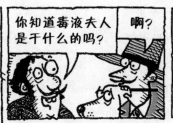你知道毒液夫人是干什么的吗？

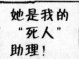啊？

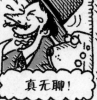她是我的"死人"助理！

哈哈哈哈哈！

真无聊！

我笑得太厉害了，把脑袋都给磕了，但是我居然没觉得疼！

重要声明

"可怕的科学"丛书为了一文不值的企图，散布关于笑气使人被低俗笑话逗乐的谣言（嘻嘻，哈哈），我们在此否认这些说法（吼吼）！呵呵，嘿嘿！这是谎言！不管怎样，已经有人亲身经历了……

你肯定不知道！

1996年，意大利一家俱乐部的老板因在俱乐部里释放笑气而被判有罪。他可能只是为了让人们听他讲笑话时发笑，但法官并不认为这么做很有趣。最后，这位疯狂的俱乐部老板只得乖乖交出罚金。什么？你也喜欢开这样的玩笑？好吧，请继续，只要你不介意在不久的将来赔上口袋里所有的钱就好。

恐怖的毒气武器

一氧化二氮最有益的用途之一就是：它能抑制疼痛并挽救生命。某些科学家也在致力于研制这种气体，然而他们却怀着不可告人的目的——制造毒气武器。

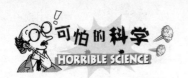
为了了解毒气武器有多可怕，我们先来看看一群法国士兵的经历吧。1985年，为了对付科西嘉岛上的毒气，这群士兵接受了训练。他们被告知，一架飞机即将飞过，届时会释放出模拟毒气的水蒸气。飞机如约而至，但释放的却是红色的喷雾——看样子是真正的毒气！只见士兵们一个个摔倒在地上，痛苦地翻滚着。其实，那根本就不是毒药或毒气，只是添加了红色染料的水蒸气而已。

这些人都是成熟强壮的士兵，如果说他们都对毒气如此恐惧，那么我们这些普通人又会怎样？

致命毒气排行榜

氯气

这种恐怖的黄绿色毒气会刺激呼吸道黏膜。氯气被吸入呼吸道后，其中部分会与水作用形成盐酸，中毒较重者会发生肺水肿等症状，造成死亡。第一次世界大战期间，德国人首次使用这种毒气对付法国人。战争后期，英国人又用它来对付德国人。

邪恶指数：

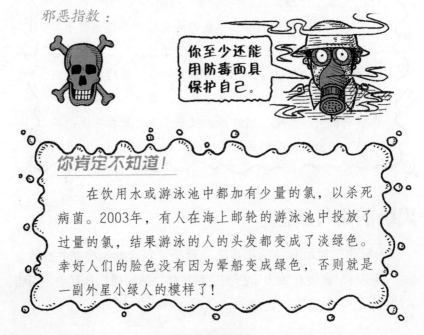

你至少还能用防毒面具保护自己。

你肯定不知道！

在饮用水或游泳池中都加有少量的氯，以杀死病菌。2003年，有人在海上邮轮的游泳池中投放了过量的氯，结果游泳的人的头发都变成了淡绿色。幸好人们的脸色没有因为晕船变成绿色，否则就是一副外星小绿人的模样了！

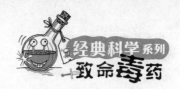
芥子气

在第一次世界大战中，交战各方都使用过这种毒气。它能引起皮肤红肿起泡以至溃烂。受害者会暂时性失明，消化道和呼吸道受损，而且这种损伤会持续数年。

邪恶指数：

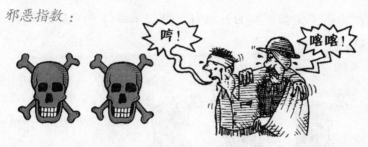

芥子气非常非常可怕。防护措施是必须戴上防毒面具，而且不能让气体接触到皮肤。毒气的毒性会持续数周。1917 年 7 月 13 日，星期五，一群士兵被芥子气炮弹毒伤了 8 个小时。第二天，他们的指挥官说：

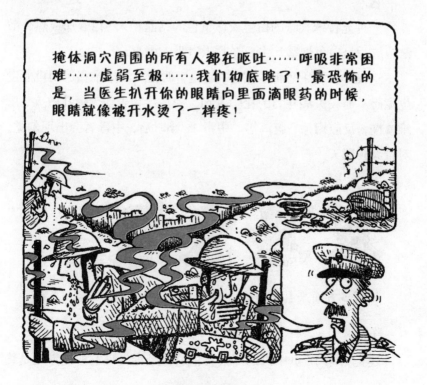

掩体洞穴周围的所有人都在呕吐……呼吸非常困难……虚弱至极……我们彻底瞎了！最恐怖的是，当医生扒开你的眼睛向里面滴眼药的时候，眼睛就像被开水烫了一样疼！

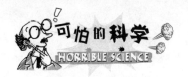

氰化氢气体

比氯气和芥子气更加恐怖的一种毒气。中毒者会昏迷、乏力和呕吐。随后，呼吸停止而死亡。这一切只发生在几分钟之内。据说它有杏仁的味道，能否嗅出这种气味和个人基因有关。对了，伯爵安排了免费试闻的开放日，谁想来都行……（千万别一起涌来呀。）

邪恶指数：

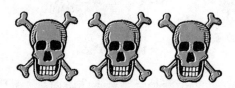

这是一个真正的杀手。虽然防毒面具能保护你，但要不断更换面具中的多孔过滤材料才行。好在这种气体消散得很快。

BZ

一种无特殊气味的白色或微黄色的结晶粉末，用爆炸或热分散法施放后呈白色烟雾，主要经呼吸道吸入中毒。

这是一种特别恐怖的武器，它是暂时使人的思维和运动机能发生障碍从而丧失战斗力的化学毒剂。中毒症状表现为瞳孔散大，思维减慢，反应痴呆，腹泻等。中毒 12 小时后，中毒者会出现幻觉，对着大树聊天。

邪恶指数：

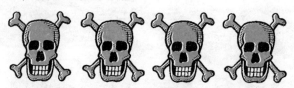

从很多方面来看都是一个不折不扣的缺德鬼。

神经毒气

还记得第 16 页中讲的那些可怕的神经毒气吗？神经毒气是终

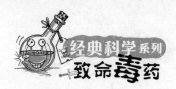

极恐怖武器。它们的毒性极强，皮肤上沾上极上量就能致命。中毒者会出现头痛恶心和呕吐等症状。他们会不停地流汗，呼吸困难，最终死亡。

邪恶指数：

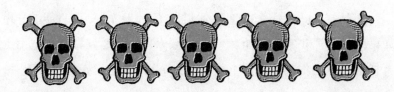

你注意到了吗？这种毒气能逼得你不得不穿上纸尿裤！唯一能保护你的方法就是穿上一套闷热笨拙的防护服，至少它没有神经毒气恐怖。

你肯定不知道！

从1925年起，在战争中实际使用化学武器的行为已经被禁止。如今许多国家的领袖和科学家正在携手，希望人类能够彻底消灭这类可怕的武器。

当然，战争总是将邪恶带给人们，但有些人即使没有战争也能显示出他们邪恶的一面。不，我说的不是那些严苛的老师、横行霸道的地头蛇和那些抱怨孩子们在图书馆中追逐打闹的人。我说的是那些用有毒物质残杀自己的敌人、朋友，甚至宠物的人！

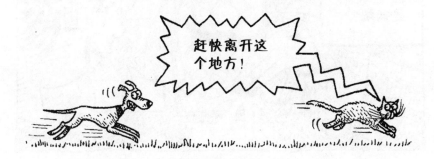

赶快离开这个地方！

金属，杀人犯和疯子

要是有人问你什么东西是冷冰冰、闪闪发光的，而且能够导电，如果你回答"我家狗狗的鼻子"，那么你真的需要好好读这本书；或者赶快把你的狗狗从彩灯上放下来，立刻，马上！正确答案是——金属。

说起金属，或许你已经知道家里到处都有金属制品，如果够幸运的话，口袋里还会有一些硬币叮当作响。但是我敢说你一定不知道，世界上的金属元素已超过 60 种。其中有些金属非常古怪，比如铯，它能在空气中燃烧。

但是，有些金属真应该被贴上特殊的警示标签……

因为它们使可怜的人类遭受了难以忍受的痛苦。如果世上还有什么比金属本身更可怕的东西，那一定是那些没有人性、专门喜欢将金属放入咖啡中的缺德鬼了。

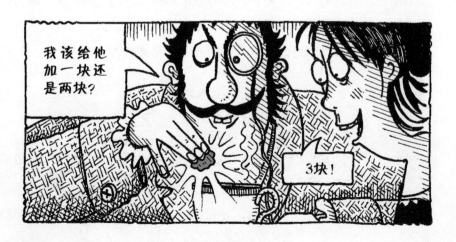

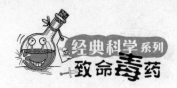

是什么让这些凶手般的金属具有如此可怕的致命性呢？

魔鬼毒药档案

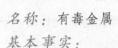

名称：有毒金属

基本事实：

1. 有毒金属有一个可怕的有害特性：它们能紧密结合在蛋白质上，比如酶（记得这个术语在第16页出现过吗）。这会将维持生命机能的那些复杂的化学物质搞得一团糟。

2. 有毒金属十分常见，而且超出你的想象，无论在你家里，还是在你的体内，都很可能存在。

痛苦的细节：

1. 最危险的金属元素是铍。只要0.002毫克就能置人于死地。

2. 1992年，天文学家在银河系中找到了6颗含有大量铍元素的古老恒星。

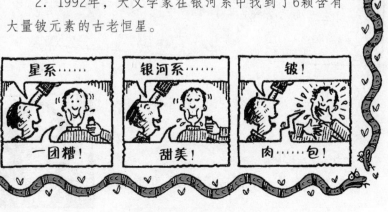

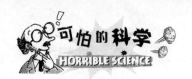
现在，我们需要讲一些关于讨厌的铍的科学知识，看看你能不能解决这个毒药难题？

你能成为科学家吗

现在，假设你是德国顶尖科学家罗伯特·本生。当你正在研究实验材料中仅有的一滴铍的时候，一只苍蝇落在上面，并且开始吃它。你会怎么做？

a）把这只苍蝇夹在一个火腿芥末酱三明治中吃下去

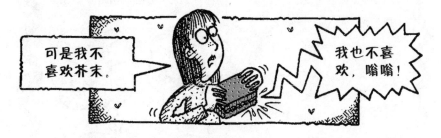

可是我不喜欢芥末。

我也不喜欢，嗡嗡！

b）弄死这只苍蝇，把它肢解焚烧后，取回它体内的毒剂

c）养着这只苍蝇，观察毒剂在它身上会起什么反应

答案

b）苍蝇吃铍是因为铍的味道是甜的。虽然本生没有愚蠢到吃下那只苍蝇，但他确实是位疯狂的化学家，应该会这么做……

名人堂：罗伯特·本生（1811—1899）

国籍：德国。

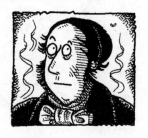

虽然父亲是一名语言学教授，但是聪

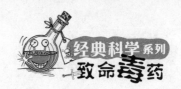

明的小本生却从小就一头扎进了化学中。事实上，他太热衷于学习化学了，为此曾先后进入位于哥廷根、巴黎、柏林和维也纳的4所大学学习化学。渐渐地，他的兴趣集中在二甲砷基上，那是一种极臭的含砷化合物。就是这种可怕的砷化物，差点儿要了本生的命。那一次，二甲砷基发生了爆炸，试管碎片炸到了本生，结果命是保住了，但是这位科学家为此瞎了一只眼睛。（现在你还认为自己的化学课上得很艰难吗?！）

眼下，许多心智健全的人都会放弃化学，选择其他更安全的事情做，比如在火山口上面玩蹦极，然而不计后果的本生不是这样的……

他经过不懈的探索研究，发现了两种新元素——金属铯和铷。不过，本生灯可不是他发明的，那是他的助手彼得·迪斯德加在1855年改进成功的。但是，本生确实为此贡献了自己的力量，因为他允许别的科学家免费使用这一科研成果。

和大多数疯狂的化学家一样，本生一直都很健忘（说不准是那些毒药惹的祸）。他总是忘记和父母聚餐的日子，总是迟到一天或者等着别人提醒。后来，他的朋友们特意为他而养成了一个习惯，那就是所有聚会都"推迟一天再开"。这也许是个好主意，因为他研究的化学物质都很臭，因此把自己也弄得很臭。他朋友埃米尔·费希尔的妻子说：

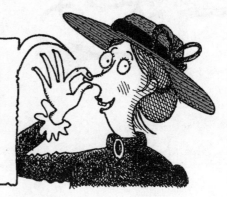

一开始，我还想把本生洗干净；后来，我却想亲他一下，因为他是个非常有魅力的男人。

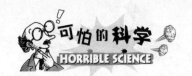
顺便说一句，开学的时候总是迟一天露面和浑身怪味，并不预示着你将成为一名伟大的科学家。本生是个真正的天才，所以即使有些癫狂的举动，也能走出一条成功之路！

现在，让我们来认识一些更为致命的金属。哦，你最好还是先戴上一副手套……

毒素大观——致命的金属

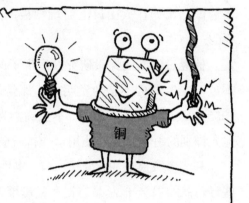

名称：铜

神秘代号：Cu

简介：它是一种美丽、亮橙色、闪闪发光的金属。（事实上，你甚至可以称这种特殊的颜色为红铜色！）和所有金属一样，铜在被加热时能迅速升温，也极容易导电。

可怕的属性：过多的铜是有毒的。

已知来源：铜制水管、电缆和豪华厨房中的汤锅。

可取之处：铜原子有益于某些蛋白质和酶的

合成——这真是太不可思议了！呵呵，微量的铜对身体是有益的。

真正威胁生命的物质其实并不是纯铜，而是硫酸铜。它与水混合后会形成蓝色液体，这种物质比较凶险，却深受科学老师的喜爱。注意千万不可把硫酸铜加进老师的茶杯中。因为这种毒素能引起抽筋，1克的量就能毒死人——那样做你会被警察抓住，戴上铜制的手铐！噢，对了，古代埃及人曾用硫酸铜制成药膏，治疗眼疾。

我爱它！

阴险的科学课老师

名称：铅

神秘代号：Pb

哎呀 当 咔

简介：

一种表面呈暗灰色的金属，质地柔软，但却很重。当你被铅球砸了脚的时候，就知道它有多沉了。但在那悲催一刻，你能发泄一下——用力将它弯曲成有趣的形状。

可怕的属性：铅的毒性很大，它能通过呼吸道、皮肤、食品和饮料进入人体。虽然能通过粪便排出一部分，但剩余的铅会在骨骼、牙齿和其他一些身体器官中积存留下来。（在那些器官中，它们和蛋白质结合到了一起。）

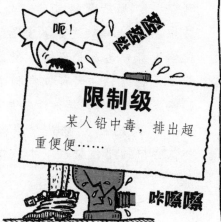

呃！ 哗啦啦

限制级

某人铅中毒，排出超重便便……

咔嚓嚓

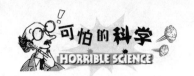
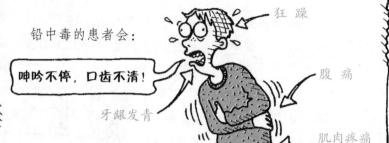

铅中毒的患者会：

呻吟不停，口齿不清！

狂躁

腹痛

牙龈发青

肌肉疼痛无力

已知来源：电池，焊料（柔软的金属，熔化后用来接合其他金属），黑色染发剂（你们老年教师的头上可能满是铅）。铅还可能潜伏在过期的油漆中，以及屋顶的防水层（屋顶与砖瓦之间的金属层）中。以前，铅还被加入汽油中来消减发动机的噪声，但现在很多国家都已经禁止这种做法。

有一个地方你是找不

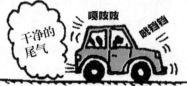

干净的尾气

嘎吱吱

哐啷啷

口水

到铅的，那就是铅笔的"铅"芯中。任何一个"百事通"的化学家都知道那是石墨。所以，铅芯是无害的，你大可以在科学测验中啃铅笔头，然后好端端地活着讲述这个传奇……

可取之处：铅的用途很广。近些年来，食品和饮料中的铅污染已基本杜绝。广告之后，马上回来……

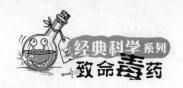
毒药伯爵的毒药产品

隆重推荐

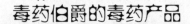

铅的致命
体验

免费
就医

与这些古董仿制品一起重温过去的时光

1. 将维多利亚时代的铅制水管装在家中——让午夜时分汩汩的流水声更动听！

2. 使用古罗马时期的铅制汤罐——让甜美的葡萄酒更给力！

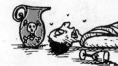

吸

3. 供婴儿使用的铅制奶嘴，拥有含铅油漆的原汁原味。

重要声明

哦，对不起，亲爱的读者们——伯爵刚才承认这些物品中有一件是杜撰的。是哪一件呢？

答案

1. 真的。

2. 真的。

3. 杜撰的。哈！哪位父母会让婴儿叼着铅制的奶嘴吮吸呢？当然不会！铅可以用来制作玩具，比如给大一点儿孩子玩的兵人。我敢说这些孩子也会把它们放进嘴里。然而不幸的是，铅会损伤大脑，造成智力下降。既然说到铅了，我不妨为接下来的"捣乱者"献上一个小花招。他们会中招吗？

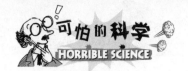
刁难老师

你需要：

▶ 一双用于逃命的跑鞋

▶ 一位上了年纪的教师

像锤子般用力敲教师办公室的门（年纪大的教师大都有些耳背）。当她开门出现时，提出问题：

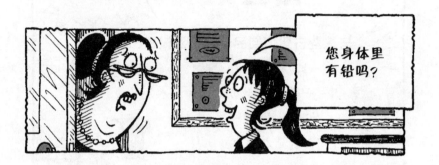

您身体里有铅吗？

如果老师回答说没有，你就说：

a）你的染发剂中有铅呀

b）你在古罗马时代喝的红酒中没有铅吗

然而，山外青山楼外楼，下面这种金属更"狠毒"——

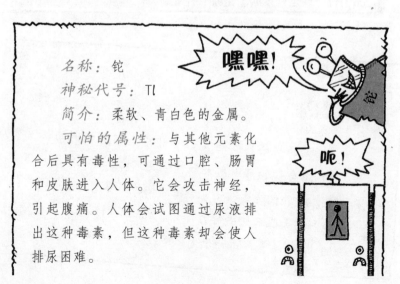

名称：铊

神秘代号：Tl

简介：柔软、青白色的金属。

可怕的属性：与其他元素化合后具有毒性，可通过口腔、肠胃和皮肤进入人体。它会攻击神经，引起腹痛。人体会试图通过尿液排出这种毒素，但这种毒素却会使人排尿困难。

嘿嘿！

呃！

经典科学系列
致命毒药

中毒者的皮肤会变得异常敏感，碰都不能碰一下。中毒者也不能微笑或者变换脸上的表情，他们甚至无法控制自己的眼球，头发也会掉光。

已知来源：工业生产。

可取之处：有助于清除鼠害。

也能清除人患！继续读吧……

你肯定不知道！

1971年，疯狂的格雷厄姆·杨曾用铊毒杀他的工友，造成两人死亡。在科学家前来调查这起投毒案的时候，格雷厄姆不小心露出了马脚。他表现出自己知道很多有关毒药的知识，甚至还问科学家是否怀疑本案是铊中毒。俗话说"聪明反被聪明误"，但这绝不应该是你放弃读这本书的原因！

名称：汞

神秘代号：Hg

简介：在家用温度计中流动着的银白色的液态金属。和大多数物质一样，汞受热后会膨胀，这也是为什么温度计中的汞柱在热的时候升高，在冷的时候下降的原因。如果汞柱被冻住了，你最好赶紧上床，抱紧这本书。

酷！

汞

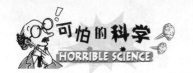
可怕的属性：汞在身体内积聚过多后，会损伤大脑和肾脏。严重的中毒症状是，有精神障碍，神经系统异常，肾功能衰竭，最终导致皮肤呈现黄色，牙龈变黑，牙齿脱落。

已知来源：温度计和化工原料。

可取之处：

如果你不能排尿，就不会在看一部超长影片时，中途跑去上厕所了。

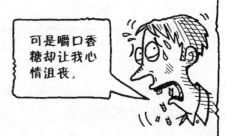

可是嚼口香糖却让我心情沮丧。

瞧，这张海报上宣传的恐怖片似乎非常吓人，谁见了都会被吓得冲进卫生间。

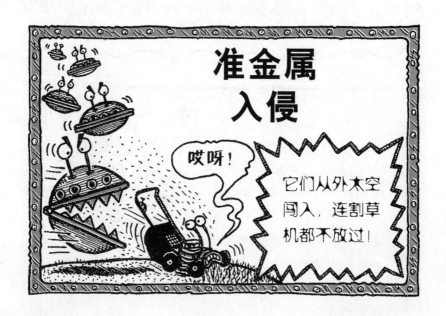

准金属入侵

哎呀！

它们从外太空闯入，连割草机都不放过！

听从我的建议，在读下一章之前，先去一趟卫生间吧！

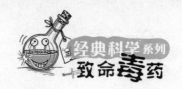
准金属入侵

准金属，这个词听上去就像是外星人一样，有些喧嚣和血腥，会对人类做出可怕的事情。它们或多或少的确是这样的。你愿意找出一些可怕的事实吗？

魔鬼毒药档案

名称：准金属（它们也被叫作半金属，虽然名字古怪，但却不恐怖）

基本资料：

1. 准金属既是金属，又不是金属。

2. 被弄糊涂了？好吧，准金属元素具备金属的某些特性，比如光亮、导电、导热等，但又不具备金属的全部特性！

痛苦的细节：

1. 和有毒金属一样，本章中出现的准金属就像突然闯入聚会的无赖，会冲进人体中捣乱。它们把自己黏附在蛋白质与酶上，阻碍这些化学物质的正常工作。

2. 顺理成章地，它们成了具有威胁的可怕杀手！

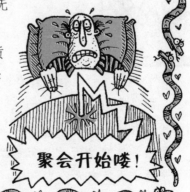

聚会开始喽！

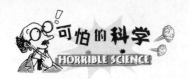
好心的伯爵计划在福尔摩丝身上做个实验，以便我们能看到准金属的威力……

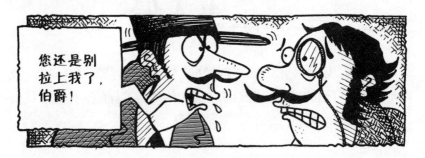

您还是别拉上我了，伯爵！

重新考虑之后，我们还是决定看看下面的"毒素大观"……

毒素大观——神秘的准金属

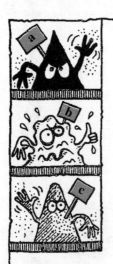

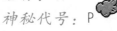

名称：磷

神秘代号：P

简介：这种化学物质就像一个伪装大师，它有3种形态……

▶ 黑色粉末状；

▶ 黄白色的蜡状物（别紧张，不是你耳朵里的那点儿东西）；

▶ 红棕色的粉末。

可怕的属性：红棕色形态下磷的毒性最小，黄白色形态的磷味道最恶心——这还不算是它最坏的地方。发生磷中毒时，你的肝脏会受损，皮肤会变黄，胃部会有灼烧感，呼吸中还带有大蒜的味道。

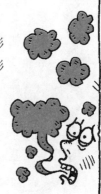

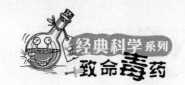

已知来源：化肥。曾被用于制作火柴头和老鼠药。

可取之处：人的健康离不开磷。它和其他化学物质结合起来，不仅不会伤害你的身体，还是构成骨骼的重要物质。提醒你一句，千万别吃纯磷，否则你会只剩下一副骨架子。

> 又是老鼠药！为什么没有沙鼠药或者仓鼠药？

名称：锑

神秘代号：Sb

简介：表面上光亮美丽。不，它可不是银子，千万别把它放在口袋里。它易碎，而且有毒！

可怕的属性：锑会在人体内积聚起来，直到有一天你察觉时就该死了。伯爵

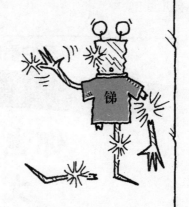

说，锑中毒症状包括恶心、呕吐、流鼻涕，就像一个重感冒患者，又遭遇了食物中毒。对了，当然会腹泻，而且是喷出很远的那种。

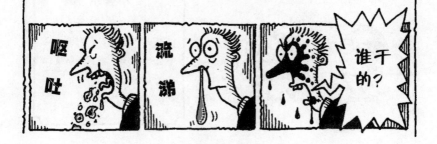

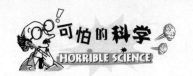

已知来源：工业生产过程中，也存在于一些油彩和涂料中。

可取之处：中毒的人至少不用去上学了，也许再也不用去了！

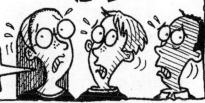

担心

哦，我想我们还是去上学的好！

广告之后，赶快回来。我们即将介绍一种最致命的准金属。一会儿见！

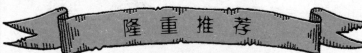

毒药伯爵的毒药产品

隆重推荐

你也能脑力大爆发

学习成绩不好？科学课让你一头雾水？别灰心！只要吞下一粒法国顶级医生阿方斯·勒罗伊发明的磷片，问题便迎刃而解。是的，这粒在黑暗中闪闪发光的药片能让你灵光闪现！

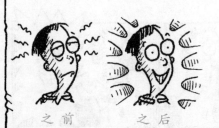

之前　　之后

小告示

磷片也会让你恶心，口臭，牙齿脱落。对了，还会让你尿频。当然，如果你还活着的话（我是说，有可能得死）。

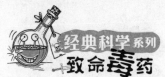
快来看呀，女孩们！妙趣横生的新品——潮爆夜光磷质护肤霜！与19世纪70年代维多利亚时代的女士们佩戴的珠宝一样，你将拥有健康发亮的肌肤，在派对中大放异彩！

维多利亚手袋

小告示——本品有臭味，而且会损伤皮肤。

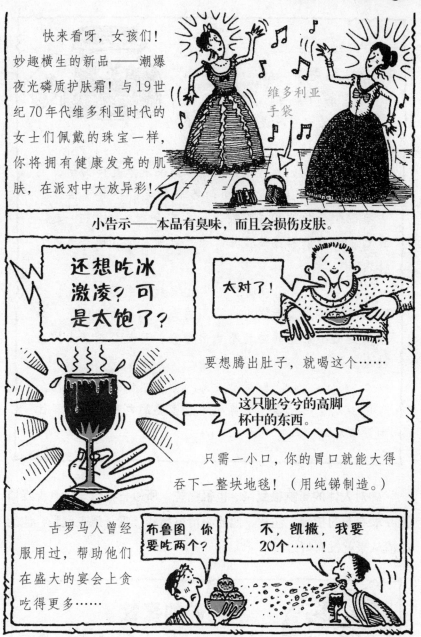

还想吃冰激凌？可是太饱了？

太对了！

要想腾出肚子，就喝这个……

这只脏兮兮的高脚杯中的东西。

只需一小口，你的胃口就能大得吞下一整块地毯！（用纯锑制造。）

古罗马人曾经服用过，帮助他们在盛大的宴会上贪吃得更多……

布鲁图，你要吃两个？

不，凯撒，我要20个……！

现在，该尝试一下最致命的准金属的滋味了。哦，也许不该用"尝试"这个词。真的不要，毒药伯爵，我真的不想品尝它！

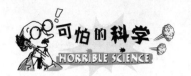
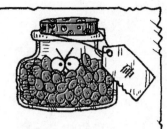

名称：砷

神秘代号：As

简介：灰白色，很容易被嚼碎，但是把它放进嘴里似乎有点儿蠢哦。

可怕的属性：好消息是，如果单单是砷的话，它会顺着肠胃直接进入马桶；坏消息是，砷非常活泼，主要以化合物的形式存在，比如它会与氧结合在一起。食物中的砷很容易被吸收，也可以通过皮肤或呼吸进入体内。

已知来源：哎呀！它们在自然界中无处不在！砷存在于土壤里、海洋中，更不用说你渺小的身体了。如果只是微小剂量的砷还不是很糟糕，可要是剂量大的话就会致命了。

可取之处：如果没有砷，你就不能玩你最喜欢的电脑游戏了。没错，计算机中最主要的电子元件半导体中就含有砷。

砷对人体的影响很复杂，也很痛苦。所以，我们要向尹森森博士寻求专业的指导。注意，他的心情很糟糕。哦，想来也是，他的心情从来就没有好过……

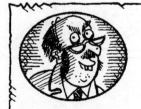

砷的毒性

作者：尹森森 博士

砷是一种神奇的毒药，因为它能通过很多方式影响人体。

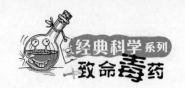

可惜，我还没有看到很多这种病例，如果有人能贡献出任何中毒的身体器官给我，我就能丰富我的个人收藏了！

小剂量

正如那些接受了病态教育的人说的那样，砷能舒张皮肤上的血管，让皮肤看起来"容光焕发"。你能想象吗？在维多利亚时代，居然有傻瓜把这种毒药当成滋补品，而一些笨蛋医生居然还鼓励这样做？！当毒素在人体中积聚时，由于肝脏受到伤害，头发和指甲会脱落，皮肤会发黄。

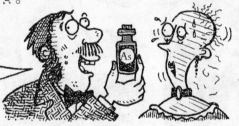

是的，你看起来好多了！再来一瓶！

笨蛋医生　　　　傻瓜患者

其他症状还有乏力、恶心呕吐、腹泻、脸部肿胀、头晕眼花、眼睛鼻子和嘴巴干痒。像我这样过度操劳的医生，忙上多少个小时才能出现这么多症状！

大剂量

严重的砷中毒患者会经受剧烈呕吐、腹泻和剧烈腹痛的折磨，然后在1小时之内死亡。我通常都会第一时间诊治这样的患者。当然，我总是面临艰难的选择。一个根本没有中毒的傻瓜说自己会在50秒内死去，我回答他："给我坐下，我1分钟之内就来看你，哈哈！"但我却不能坐在这里胡扯一整天，等着我看病的傻瓜患者挺多的！

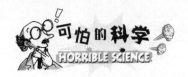
现在，我敢打赌你宁愿和一头脾气暴躁、屁股上长疮的河马共处一室，也不愿和一车皮砷待在一起。但是，在维多利亚时代，人们并不了解这种物质的毒性。让我们走进那个时代的典型家庭，和他们共度圣诞节。请注意那些含砷的家庭用品！

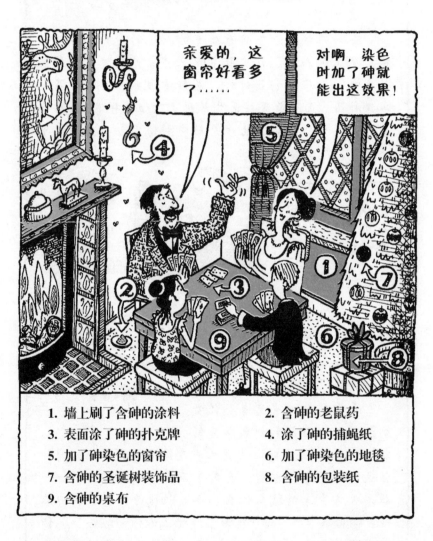

1. 墙上刷了含砷的涂料　　　2. 含砷的老鼠药
3. 表面涂了砷的扑克牌　　　4. 涂了砷的捕蝇纸
5. 加了砷染色的窗帘　　　　6. 加了砷染色的地毯
7. 含砷的圣诞树装饰品　　　8. 含砷的包装纸
9. 含砷的桌布

不舒服，是吧？如果你担心手指上沾满了砷，那就改掉吃手的老毛病！对了，为什么不用维多利亚时代家庭中奢侈的含砷肥皂洗洗手呢？

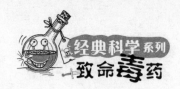

恐怖的砷杀手

由于砷无味无臭，并且很容易从商店买到，所以，它成为维多利亚时代杀手的首选毒药。大多数用砷杀人的故事都很相似……

某人死了。下毒者侵吞了死者的钱财，外加一大笔保险赔偿金。无辜的人被怀疑有作案嫌疑，于是尸体被挖出来进行尸检，发现死者死于砷中毒。最后，真正的凶手罪有应得，被处决。故事结束。

但是，有个真实的砷谋杀案却与众不同。首先，它可能根本就不是一桩谋杀案；其次，原告是个幽灵！这个故事来自于毒药伯爵的私人毒药图书馆，它绝对能让你的血液凝固……

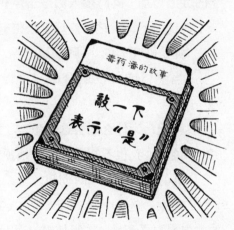

1850年

伦敦

圣约翰街教堂

格拉夫先生吹掉棺材盖上的灰尘，斜眼看着上面的铜制铭牌。"我想我们找到她了，阿彻先生。"他冲着和他一起来的那位年轻的艺术家喊道。

阿彻正坐在身旁的一具棺材上，为这座由石墙围砌、到处都布满蛛网的古老的教堂地下墓室绘制草图。在他身边坐着的是格拉夫先生的小儿子，乔。

"阿彻先生，你是在为书稿作画吗？"乔颤抖着问。这个墓室像冬季的夜晚一样让人战栗。

"是的，乔。我在为一本讲述离奇故事的书画梵妮·肯特的插图。"

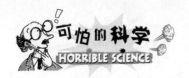

"没错，这故事是够诡异的。"格拉夫先生一边搓手取暖，一边附和着。

"我听说你挺了解她的。"阿彻说道，视线并没有离开画板。

"哦，没错，我知道所有的事情！"格拉夫回答，"如果你愿意，我可以给你和乔讲讲这桩离奇的事件。"

阿彻点头同意。格拉夫一屁股坐下来，开始讲他的故事……

"这件事发生在我出生前的50年。威廉·肯特和妻子梵妮，与理查德·帕森斯一起去乡间度假。故事就此开始了。到了夜里，屋子的墙上传来一阵阵瘆人的敲击声和抓挠声。敲一下，挠一下，敲一下，挠一下，就这样持续了整整一夜。"

"那是够吓人的。"阿彻说。

"当然！谁都没敢合眼。可怜的梵妮说，这是死神在召唤她……"

"爸爸，为什么她会这么想？"乔问道。

"孩子，我也不知道。也许她预感到了什么……"

"真的是鬼吗？"阿彻问。

"先生，这是个谜。有人说，这是梵妮的姐姐来警告梵妮，她的丈夫想要毒死她。按照梵妮的遗嘱，他将得到100英镑。还有人说看到了幽灵——一个散发着光芒的女人，借着她的光甚至能看清手表的指针！不久以后，梵妮去世了，肯特一家也搬走了。肯特先生说是天花要了他妻子的命，但是那个幽灵告诉帕森斯，是砷杀死了梵妮。"

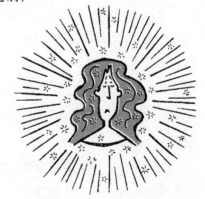

"幽灵还会说话？我以为幽灵只会弄出吓人的动静。"阿彻皱着眉不解地问。

"帕森斯发明了一种密码:敲一下表示'是',敲两下表示'否'。这样一来,这套密码就成为镇子上通行的语言,连绅士和淑女们也都来听幽灵的回答。市长大人找来一群专家以寻求事件的真相。"

"他们找到了?"阿彻问。

"他们发现,只有帕森斯的小女儿在场,幽灵才会敲墙。但是当小女孩距离太近时,幽灵就不敲了。在专家们到达的前几天,幽灵说她要敲梵妮的棺材。于是,专家们来到这个地下墓室,大声喊道:'梵妮,你在那里吗?'……但是什么也没有发生。"

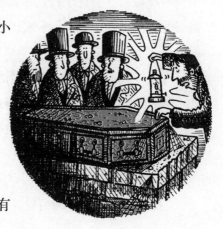

突然,黑暗的阴影中有什么东西跳动了一下,差点儿把乔的魂儿都吓掉了。

"儿子,别紧张,只不过是一只老鼠。"格拉夫说着,却难掩自己的紧张,"这么老的教堂中难免会有几只老鼠!"

阿彻长舒了一口气,"这么说,幽灵的声音是那个小女孩发出的?"他问。

"没人能证明这点。"

"那个关于砷的说法也是编造的了?"

"肯特是这么说的,当时他也只能这么说。"

他们头顶上高悬的教堂大钟已经指向午夜12点。

"时间不早了。"阿彻说道。

格拉夫清了清喉咙说道:"对不起,先生。您真的要把她的样子画出来吗?一个死了很久的人,我不认为您的读者会愿意看到她腐烂变质的样子。"

"我们最好亲自验证一下。"阿彻冷冷地说。

"很好，先生。"格拉夫说着站起身来，"这里这么冷，也不能老是坐着。"

他在自己邋遢的围裙口袋里一通乱摸，掏出一把螺丝刀。滑脱了很多次以后，他终于拧松了锈迹斑斑的螺丝，掀开了沉重的棺材盖。他把身子探进棺材，轻轻地拉起死者脸上那条冰冷且布满灰尘的单子。

"啊……我从没见过这样的情景！"格拉夫粗重地喘息着。

阿彻倒吸了一口气。乔慢慢地睁开了眼睛。

梵妮躺在棺材中，美丽的脸颊上表情平和。她闭着双眼，脸上没有丝毫天花留下的疤痕。

"她就像是睡着了。"乔小声说道。

"我从没见过这样的情景。"格拉夫嘟囔着，"活了30年没见过一次。"

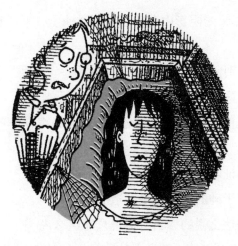

阿彻盯着这个女人的脸颊，观察着每一个细节。

"只有一样东西能将她的尸体保存得如此完好……"他说。

"就是砷，是吧？"格拉夫语气平静。

也许幽灵说的是真的，乔一想到这里，不竟浑身战栗，当然不是因为寒冷的原因。

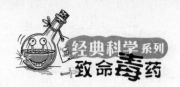

关于砷的两个谣言

1. 据说砷能用于保存尸体，因为它能杀死细菌，防止尸体腐烂。但是，有些专家认为，干燥的环境是使细菌无法滋生的更重要的因素。

2. 砷可能曾经被日本僧人用于将自己的身体变成木乃伊……在他们还活着的时候！这算什么？你会这样对待你的兄弟姐妹吗？（只是源于纯粹的科学兴趣。）好了，别让我打断你的思路……

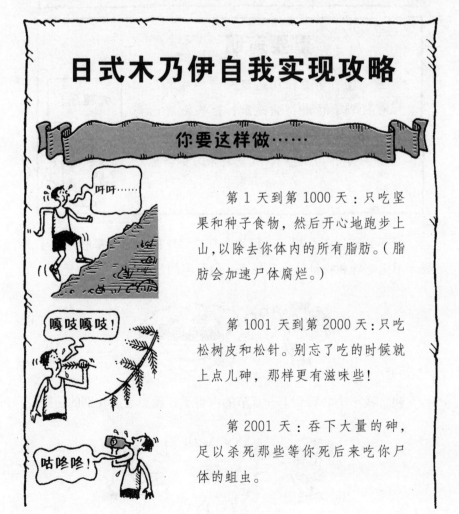

日式木乃伊自我实现攻略

你要这样做……

呀呀……

第 1 天到第 1000 天：只吃坚果和种子食物，然后开心地跑步上山，以除去你体内的所有脂肪。（脂肪会加速尸体腐烂。）

嘎吱嘎吱！

第 1001 天到第 2000 天：只吃松树皮和松针。别忘了吃的时候就上点儿砷，那样更有滋味些！

咕咚咚！

第 2001 天：吞下大量的砷，足以杀死那些等你死后来吃你尸体的蛆虫。

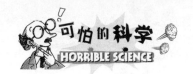

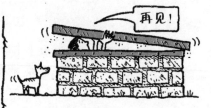

再见!

第 2002 天:把自己活埋在一处舒适干燥的墓穴中度过 3 年,不要带水和食物。

3 年以后……

恭喜你!

你现在成了真正的日式木乃伊了。来生快乐!

谢了!

重要声明

我们要向那些已经开始实施木乃伊计划的读者郑重道歉!这套做法已经遭到警察的查抄。日本法律规定,自 1895 年开始,把任何人制成木乃伊都是违法的,而且是非常严重的罪行。

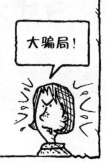

大骗局!

我不知道你怎么想——但说了那么多吃的,让我都感到饿了。我才不想吃砷和松针呢!我想来一份脆脆的沙拉!

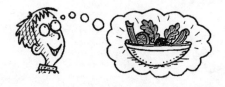

噢!我不小心看到下一章节的内容了,我想吃点儿别的……

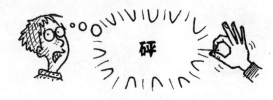

砰

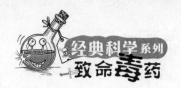
可怕的有毒植物

你是不是经常会听到这样的对话？

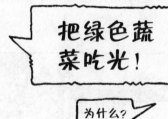

把绿色蔬菜吃光！

为什么？

因为它们对你的身体有好处！

但是，本章中所讲的植物都非常坏，你吃了它们可不仅仅是手指头变绿了，你还可能会彻底变成一个小绿人儿。

先看看下面这段警示文字吧……

可怕的健康警告

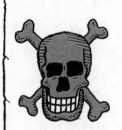

你在听吗？这个警告非常重要，我会重复两遍！别吃野生植物！别吃野生植物！

即使是你认为安全的植物，它也可能具有毒性！务必把这条警告通知给你的兄弟姐妹和宠物兔。

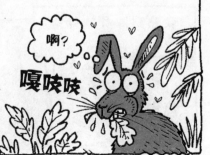

啊？

嗄咳咳

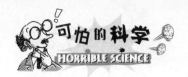

再过 10 秒钟，你就会了解你曾经想知道的所有关于有毒植物的事情了。前提是，你要非常快速地读完下面的文字！

危险！有毒植物的真相

1. 世界上的有毒植物有成百上千种，有些我们还在食用。

2. 它们有毒是为了阻止虫子或其他动物把它们当成路边沙拉吃掉。

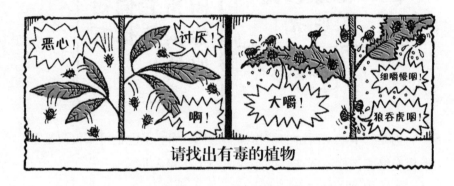

请找出有毒的植物

3. 我们之所以没被毒死，是因为我们会将有毒植物烹饪后再吃，这能摧毁其中的毒素，或者我们只吃了它们无毒的部分。

4. 有些植物的毒素能杀死虫子，但却杀不死人。比如，大蒜能让蛞蝓和蜗牛的黏液渗出，而成为脱水的"木乃伊"。这就好比从你的鼻子中不停地流出鼻涕，直到浑身脱水成为住在金字塔中的那种东西！

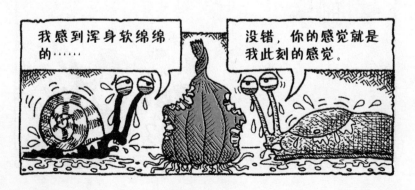

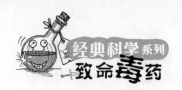

5. 有些有毒植物很有用。1640 年，植物学家约翰·帕金森发现老鼠不爱吃用苦艾汁调制的油墨印刷的书籍。顺便说一句，虽说不可能整本书都是用有毒油墨印刷的，但也不要让你的狗狗吃书来为你做实验。

6. 有些植物的毒素可以用作药物。

▶ 洋地黄碱制剂是一种强心剂，最早是从洋地黄属植物中找到这种物质的。

▶ 箭毒是从南美洲的马钱子藤中提取出的。它是一种神经毒素，能阻止神经信号传导到肌肉。肌肉没有反应，全身松弛，这样的麻醉效果正是外科医生在做手术时所需要的。

▶ 阿托品是从要命的茄科植物中提取的。与箭毒相似，阿托品也能抑制神经信号，使肌肉放松。

7. 一些植物虽不致命却很烦人。碰哪儿哪儿疼，还会起小疹子！当然吃了它们就会嘴疼。有这样的傻瓜吗？

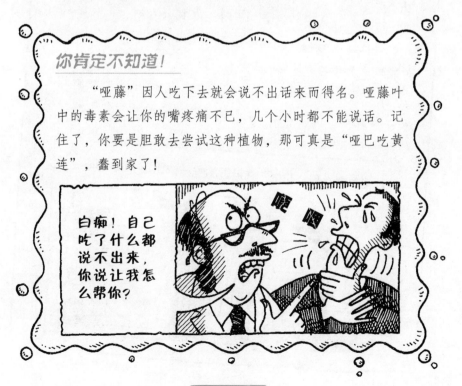

你肯定不知道！

"哑藤"因人吃下去就会说不出话来而得名。哑藤叶中的毒素会让你的嘴疼痛不已，几个小时都不能说话。记住了，你要是胆敢去尝试这种植物，那可真是"哑巴吃黄连"，蠢到家了！

白痴！自己吃了什么都说不出来，你说让我怎么帮你？

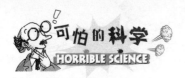

烦人植物的烦人测试

下面哪些植物很烦人？哪些不烦人？

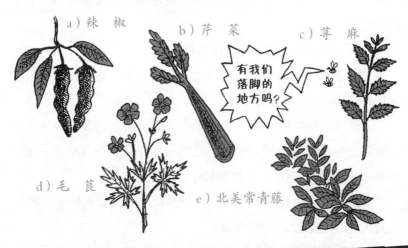

a）辣椒

b）芹菜

有我们落脚的地方吗？

c）荨麻

d）毛茛

e）北美常青藤

答案

对不起，亲爱的读者们，这是个捉弄人的小把戏。它们全都是很烦人的植物！这个结果真烦人！不过，你倒是随时都能用这个考题去烦你的老师！

a）辛辣的辣椒会刺激口腔。只吃一点儿，你就会脸颊发烫，眼睛充血。但这并不能阻止美国威斯康辛州的人组织吃辣椒比赛的热情。

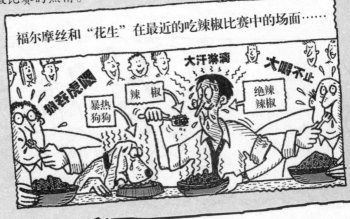

福尔摩丝和"花生"在最近的吃辣椒比赛中的场面……

猴吞烟囱　暴热狗狗　辣椒　大汗淋漓　绝辣辣椒　大喝不止

b）芹菜汁能在阳光下使你的皮肤感到刺痛。

c）荨麻，这个结果是你容易选对的！你知道吗？荨麻丛中央那些小刺蜇人的效果要差一些。这种植物衰老后，毒性会减弱。但是，千万不要跳进荨麻丛中去验证呀！

d）对不起，漂亮的毛茛花真的更像是痛苦之源，它们的汁液会刺激皮肤。

e）又一种死神赠品。它黏黏的油性毒汁会黏在皮肤上。它可能由衣服蹭到你的身上，甚至能附着在灰烬的微粒上悬浮在烟雾中。据说，你即使碰了一下接触过常春藤的狗狗，也可能会出现皮疹。伯爵先生建议用福尔摩丝和"花生"做这个实验……

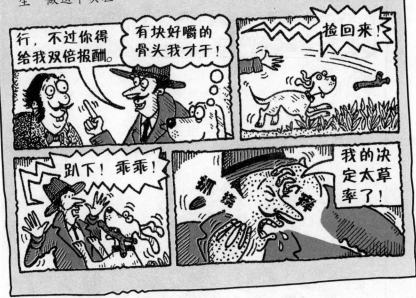

哈，福尔摩丝称心如意了。不过，好在"花生"有"外套"保护，没有全身过敏。

所以，刺激性的植物可能成为让人痛苦的东西，但不至于要了人的命，不像毒液夫人做的比萨……

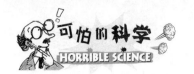

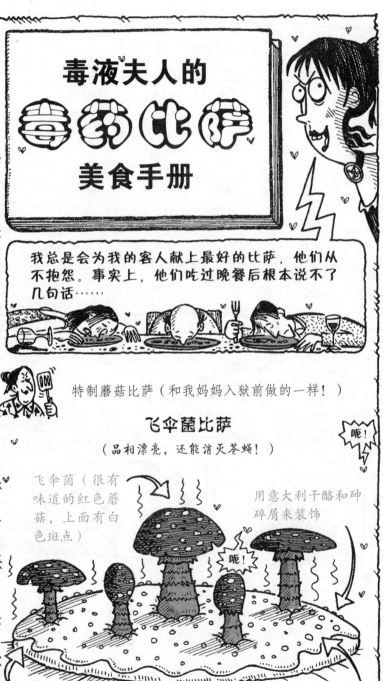

死亡之帽　惊喜比萨

（它究竟有多毒？这匹黑马绝对能
让人呕吐并造成肝功能衰竭！）

西红柿（确保你加
进了有毒的部分*）

死亡之帽

绿橄榄（为了和死亡
之帽的颜色搭配）

切碎的新鲜
毒芹叶

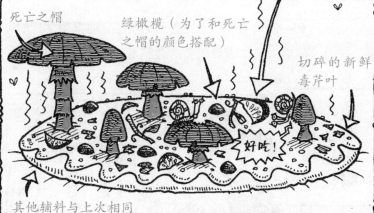

好吃！

其他辅料与上次相同

毁灭天使至尊比萨

（与死亡之帽一样致命！）

毁灭天使（它们看上去就像普
通蘑菇，但是却有趣得多）

一些红辣椒片，
用来调味

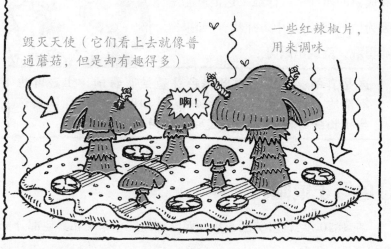

啊！

*参看第84页。

希望你们学校的餐厅不会出售这样的索命毒比萨。但是，在餐厅里小小折磨一下老师还是很不错的。（当然，这全都是为了教育！）

刁难老师

一份沙拉和一份烤土豆，你的老师正在惬意地享用学校的健康晚餐。这时，你走上前，带着甜美的微笑对他说……

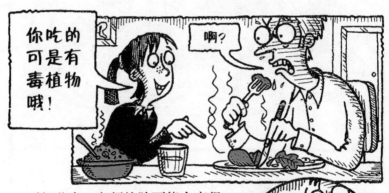

你吃的可是有毒植物哦！

啊？

听闻此言，老师的脸可能会变得和成熟的西红柿一样红（这很可能是因为愤怒，而不是中毒症状）。如果你够勇敢，就说出原因：

这是真的，发芽土豆的绿色芽苞是有毒的。土豆叶也不能吃。你知道吗？西红柿的茎和叶也有毒！误食这些植物的有毒部分会引起腹泻和呼吸困难！

红色等于危险吗

在1820年，许多美国人认为西红柿的红色果实和其他部分一样具有毒性。但是，罗伯特·约翰逊上校却有不同的看法，于是故事开始了……

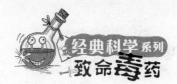

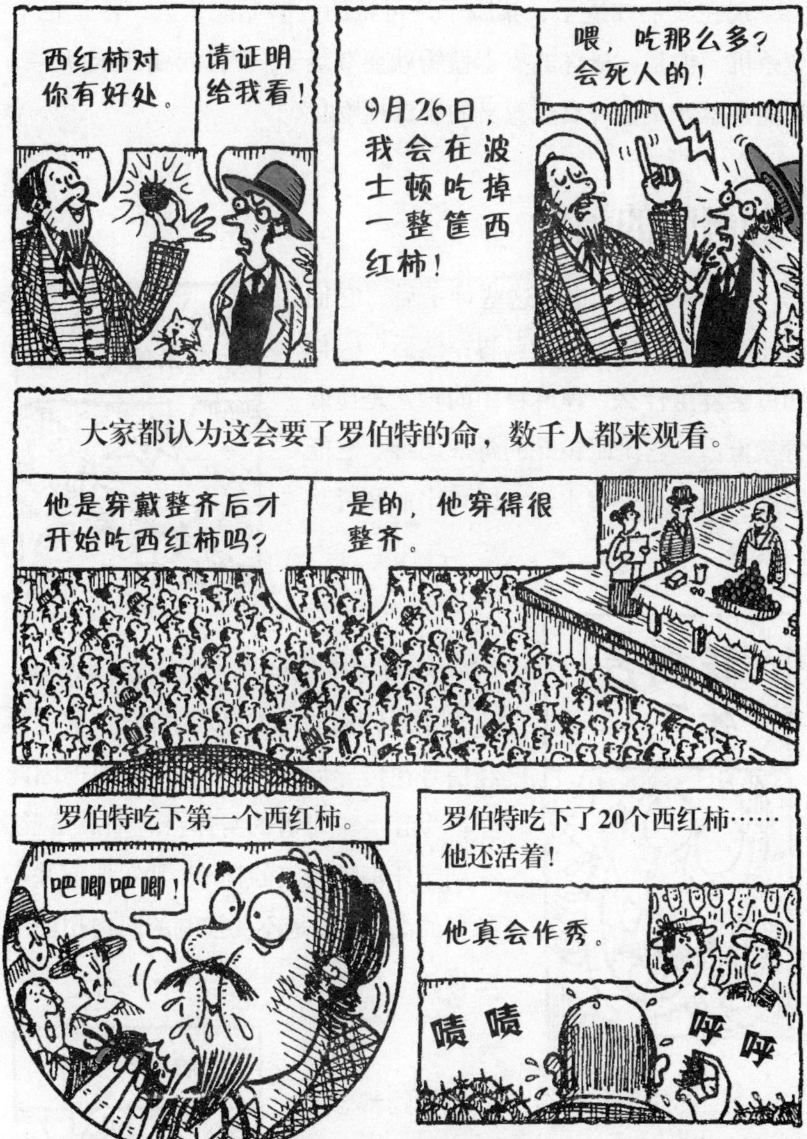

西红柿对你有好处。

请证明给我看！

9月26日，我会在波士顿吃掉整筐西红柿！

喂，吃那么多？会死人的！

大家都认为这会要了罗伯特的命，数千人都来观看。

他是穿戴整齐后才开始吃西红柿吗？

是的，他穿得很整齐。

罗伯特吃下第一个西红柿。

吧唧吧唧！

罗伯特吃下了20个西红柿……他还活着！

他真会作秀。

啧啧

呼呼

吃多了西红柿会呕酸水吗？

大口吃

大口吃

不会，但是那样会把人直接变成番茄酱。

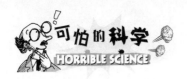
现在我们知道了，菜园子是可怕的，蘑菇能杀人，沙拉也暗藏杀机。但是，最坏的有毒植物就要登场了。当我说最坏的时候，我的意思就是在说真正意义的剧毒植物！

7种可怕的植物

1. 蓖麻籽。吃下这些种子后，它们可能马上就会攻击你的肠胃，然后……你知道会发生什么。蓖麻籽中的毒素是蓖麻毒素蛋白，它比眼镜蛇的毒液还毒。它能引起口腔灼伤、起水泡、肠胃出血和肾功能衰竭。

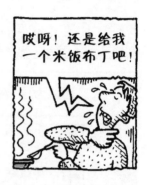

哎呀！还是给我一个米饭布丁吧！

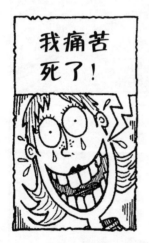

我痛苦死了！

2. 马钱子的种子。它含有番木鳖碱。这种引起剧痛的毒素会攻击神经，造成神经信号在传导后无法终止传递，肌肉因此变得疯狂。中毒者的身体会蜷缩成弓形，一副龇牙咧嘴大笑的样子。其实他们并不是真的高兴，而是不受控制的肌肉扭曲的结果。

3. 天仙子和致命的茄属植物都含有的东莨菪碱。它是另一种神经毒素，但这次是神经信号在神经与肌肉间的联系被切断。这就像是红绿灯出了故障，交通陷入瘫痪一样，身体也陷入了瘫痪。

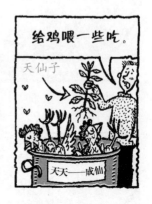

给鸡喂一些吃。
天仙子
天天——成仙

4. 毒参茄中含有东莨菪碱。据说，这种植物长有人形根部，在被拔出的时候会发出尖叫声。而这种尖叫能杀死所有听到它的人，所以古罗马人曾训练狗去挖掘它们。

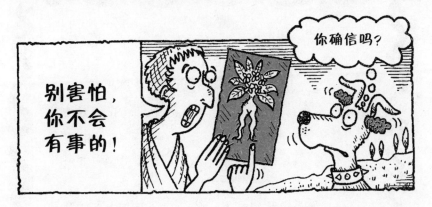

5. 大黄中含有草酸。草酸可以用来染色，还可以洗掉污渍和锈迹。但这并不是让你远离大黄，它的毒素只存在叶片里。

6. 苦杏仁（种子）。杏是好东西，但它的种子里含有致命的神经毒素——氰化物。后面还会讲述有关氰化物的知识。

7. 乌头。它会开美丽的白花，但它所含的毒素却和"美丽"二字相去甚远。这种毒素会刺激灼烧皮肤，接着就让心脏功能衰竭。

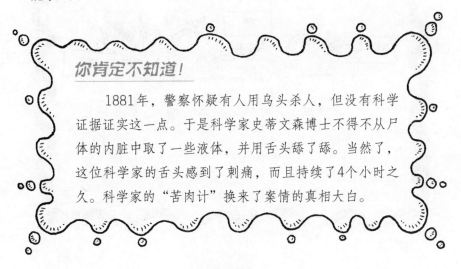

你肯定不知道！

1881年，警察怀疑有人用乌头杀人，但没有科学证据证实这一点。于是科学家史蒂文森博士不得不从尸体的内脏中取了一些液体，并用舌头舔了舔。当然了，这位科学家的舌头感到了刺痛，而且持续了4个小时之久。科学家的"苦肉计"换来了案情的真相大白。

魔鬼毒药档案

名 称：氟化物

基本资料：

1. 还记得第50页中提到的那种致命的氰化氢气体吗？氰化物是由碳原子和氮原子组合在一起的产物，能制造大麻烦。

2. 它们能结合很多种原子，包括钠、氢和钾，制成毒药。

3. 如果氰化物进入人体，就会与体内各种酶结合，尤其是那些和氧结合后能产生能量的酶。

4. 氰化物中毒症状表现为呼吸困难，身体虚弱，脸色发青，心脏停止跳动。

痛苦的细节：

1. 现在，我希望你真的不要恐慌，好吗？不仅在苦杏仁中有氰化物，苹果和李子的核中也有氰化物！

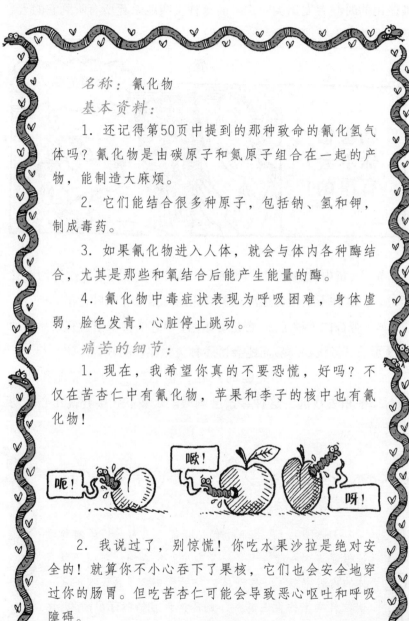

2. 我说过了，别惊慌！你吃水果沙拉是绝对安全的！就算你不小心吞下了果核，它们也会安全地穿过你的肠胃。但吃苦杏仁可能会导致恶心呕吐和呼吸障碍。

在非洲，有数百万人食用木薯，那是一种含有氰化物的植物块根。这种块根产自巴西，那里的原住民会往木薯上吐口水，让木薯腐烂，通过这种方法来保证安全。因为唾液中的微生物会制造能够阻止毒素发作的酶。但是，这可不能成为你往校餐中吐口水的借口哦！

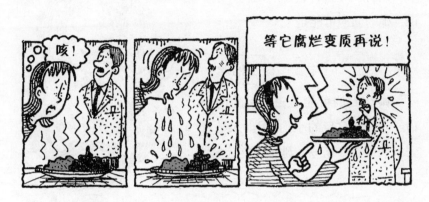

在非洲，人们通过让木薯在池塘中腐烂的方式去除其中的毒素。吃下在散发怪味的绿色小池塘中变质的蔬菜，这听上去虽然很不舒服，但总比吃下氰化物强太多了。

人类并不是唯一能安全食用某些有毒植物的动物，有些动物甚至以吃毒野餐为乐呢！虽然常春藤以盛产东莨菪碱而著称，但它却是山羊的主食，而科罗拉多叶甲虫更是祖祖辈辈都吃这种植物。有些动物吃下毒草，毒素会储存在它们体内，于是它们自己也变得有毒了。君主斑蝶的幼虫就是在有毒的乳草丛中吃出了一条生路。乳草的毒素让蝴蝶幼虫变得有毒，而幼虫又会变成有毒的蝴蝶，其他动物碰都不敢碰它们。

科学家们还不是很清楚，为什么有些生物吃下毒素却不会死亡。但有一件事情很清楚，君主斑蝶绝不是唯一有致命毒素的动物。下一章节我们就会和它们生活在一起……

令人毛骨悚然的有毒动物

对你的小妹妹说出"动物"这个词，她的回应可能是：

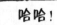
哈哈！

她想到的可能是一只可爱的小猫或者一只贪玩的小狗。但如果她看到本章中这些动物，她很可能大喊：

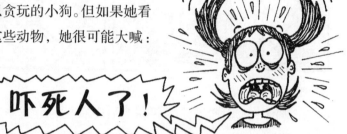
吓死人了！

世界上有许多种有毒生物。比如有毒植物，它们会利用毒素保护自己不被吃掉。但是还有一些有毒生物，比如毒蜘蛛和毒蛇，它们会把毒素当作进攻的武器，去捕获并吃掉其他动物。现在，让我们到毒药伯爵的私人动物园去参观一下。他说，前来参观的人们总是兴奋得要死，巴不得立刻看到那些动物。也许他的意思是"看了那些动物后真的快死了"？

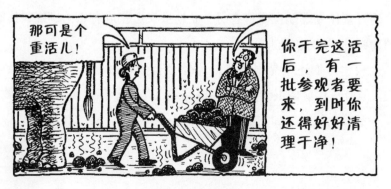

90

令人作呕的毒药测试

这是一道动物选择题，请指出它们中哪些是有毒的，哪些是没毒的？

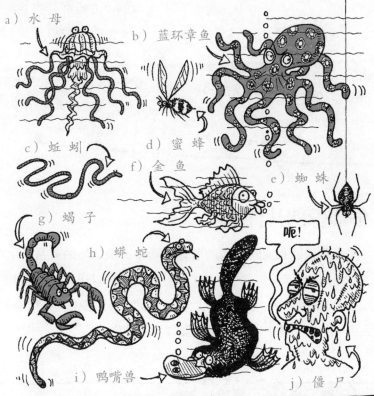

a）水母

b）蓝环章鱼

c）蚯蚓

d）蜜蜂

f）金鱼

e）蜘蛛

g）蝎子

h）蟒蛇

呃!

i）鸭嘴兽

j）僵尸

答案

a）有毒（见第92页）。

b）有毒（见第97页）。

c）没毒。真是个好消息！你可以吃蚯蚓意大利面，爱吃多少就吃多少！

d）有毒（见第99页）。

e）有毒（见第103页）。

f）没毒，这就是为什么伯爵的猫对吐泡泡的金鱼怀有极大兴趣的原因。

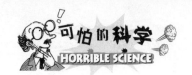
g）有毒（见第103页）。

h）没毒。蟒蛇是靠缠绕来绞杀它的猎物的。你想要和它拥抱吗？

i）有毒。雄性鸭嘴兽是哺乳动物中少有的有毒物种。（哺乳动物是温血动物，长着皮毛，就像你和你的猫咪一样。）它们看上去傻乎乎的，腿上却长着有毒的尖刺，可能是为了在繁殖季节警告其他的雄性鸭嘴兽。

j）没毒。但是有一些科学家认为僵尸真的存在，而且他们都中了毒。我们将在后面讨论这些可怕的细节……

让你震惊的几件事

在毒药伯爵私人动物园的所有动物中，最危险的就是箱水母。所以，你做什么都行，就是别在10月到翌年5月间去澳大利亚北部的海岸边游泳。水母的触手上分布着刺细胞，它就像是微小的杀人渔叉，能将小囊中的毒素注入受害者的体内。

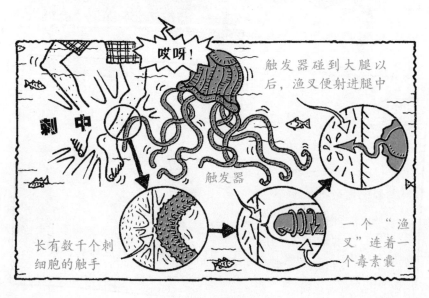

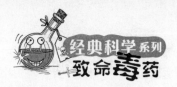

这种剧毒毒素能使一个成年人在2分钟内死亡——它的毒性足以让你的双腿像果冻一样颤抖不已!

1990年,约翰被箱水母蜇了,成为受害者之一。他描述说,自己感觉就像走在"火焰丛"中。由于疼痛难忍,当时很多人甚至忘记游泳而被淹死了。附近的游客彼得·米勒听到约翰痛苦的喊叫声,他描述说……

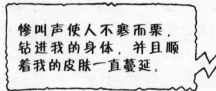

惨叫声使人不寒而栗,钻进我的身体,并且顺着我的皮肤一直蔓延。

约翰非常幸运,他被蜇的情况还不足以使他在短时间内丧命,救护人员用能够对付蜇伤的醋保住了他的性命。

现在的问题是,有什么比被水母蜇伤还要痛苦呢?答案是——同时被一只水母和一条鱼蜇伤。想知道更多,就来看看伯爵的水族箱吧。这里面的生物会吐泡泡,还会让金鱼犯心脏病……

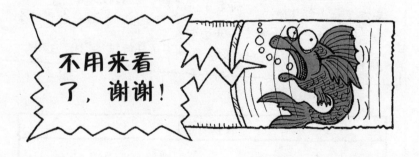

不用来看了,谢谢!

可怕的鱼

世界上大约有近3万种鱼,至少有1200种有毒。毒药伯爵特别钟爱他的石鱼。这种鱼的身体上长有毒刺,使别的鱼不敢吃它们。石鱼的举动并不特意针对谁,任何对它们不怀好意的行为,它们都

会用毒素还击。这样的事情很常见，你猜为什么？因为它们长得太像石头了！（听我说，如果你冒犯了石鱼，它会让你疼得口吐白沫，满地打滚，见人就咬。它的毒素会让你的腿肿成大象腿，你的脚趾会变黑然后脱落。所以千万要小心！）

你能成为科学家吗

假设，在水族馆工作的你遇到了一个与毒药相关的麻烦。骰子鱼多蒂突然感到紧张，并开始喷出毒液。你该如何使它安静下来？

a）给它听舒缓情绪的音乐

b）给它一只大玩具骰子，让它们交朋友

c）用电击击昏它——小心，你也是在滚动"生存还是死亡"的骰子

答案

如果你选c），那你会受到警告，因为那样做是极其危险的。而且往金鱼缸中放电器是违法行为。正确答案是b）！多蒂有了一个骰子，与它的名字很般配。笨笨的多蒂会认为这只骰子是自己的爸爸（或者妈妈）。很快，多蒂和它的骰子就会陷入深深的依恋中。你会犯多蒂这样的错误吗？

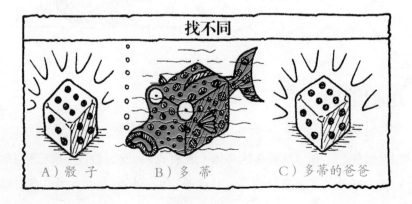

找不同

A）骰子　　　B）多蒂　　　C）多蒂的爸爸

河豚的危险

河豚没有毒刺，但是身体的某些部位有毒——而且毒性是氰化物的 200 多倍。最初的中毒症状是刺痛感，然后就浑身麻木，不能动弹，无法呼吸。而且没有解药！但是，这并没有吓倒日本人，他们喜欢食用河豚无毒的部分。对于那些喜欢危险美食的人而言，河豚无疑是他们的最爱。（为什么他们不去尝尝学校的伙食呢？那才是真正的冒险呢！）

我们要派一个卧底去试吃一下这种有毒的鱼。但谁会愿意揽这个吓人的活儿呢？

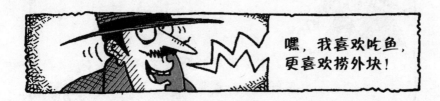

嘿，我喜欢吃鱼，更喜欢捞外块！

敢于以身试毒

报告人：福尔摩丝

我去了……当然可能有中毒的风险，但风险不算大。为了去掉河豚有毒的部位，主厨需要经过 3 年的训练，我觉得自己的安全还是有保障的。我更为担心的是吃生鱼片——日本人就是这么吃的。我宁愿每天都吃热狗，也不愿愿意吃这种生的猫食！

美味呀！

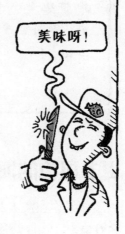

我坐在餐厅里等鱼上桌的时候，开始有些后悔，真希望自己没答应这件事。我提前做过功课，知道10克有毒的河豚肉就能毒死人。鱼被端上来了，我和这条鱼对视着。它是条致命的鱼吗？"花生"闻了闻，稍稍移开了鼻子。要知道，他不喜欢吃海鲜。

我只吃了很小的一口，我觉得这足够了。这条鱼吃起来很腥。我的汗流下来，我会死吗？我开始恶心。它是有毒的——我早就知道！我诅咒着这坏运气。连犯罪团伙的魔爪我都逃脱了，却在河豚的阴沟里翻了船。我想离开餐厅，于是冲着门走去。还算幸运，街上有一个挺大的坑洞，我正好可以试试古老的日本疗法：把自己埋在冰冷的泥土里，只留出脖子以上的部分，可是这并不奏效。后来，餐厅服务员来了，他惊叫着说，他很抱歉，错把沙丁鱼给了我。现在，餐厅的猫咪想把鱼要回去！

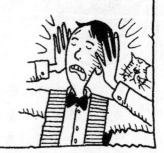

更多可怕的海洋生物

如果你在澳大利亚下海游泳，除了水母杀手和可怕的鱼之外，还有很多让你胆战心惊的……

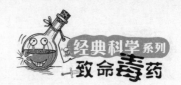

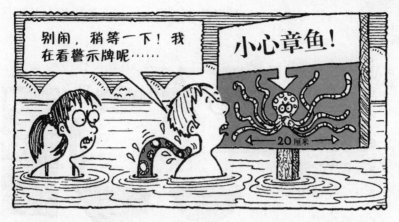

是的，蓝环章鱼虽然长得可爱，但它们会咬人！

咬你的同时，还会把致命的毒素注入你的体内。所以，如果你傻透顶将它们带回家当宠物的话，你的余生将会在遗憾中度过……好在你的余生并不会太长了！

事实上，被蓝环章鱼咬一口并不算太难受。开始的时候，咬伤并不疼。但是，这种章鱼的唾液中含有一种能导致失明的神经毒素，受害人会呕吐并无法控制自己的肌肉。3小时内，便会死亡。

接下来，将要介绍另外一种生物，它可能会让你不敢再碰海鲜沙拉……

你能成为科学家吗

19世纪50年代，美国中央情报局（CIA）犯了个令他们颜面尽失的错误。由于粗心大意，他们弄丢了足以杀死11万人的毒药……

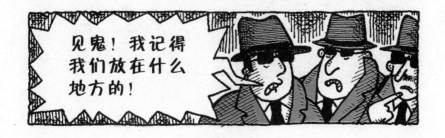

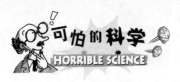

1. 让人惊奇的是，这种毒药与下面一种贝壳类生物有关。是哪一种？

a）挪威海螯虾

b）海星

c）蛤蚌

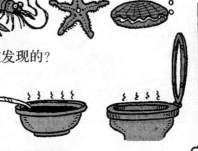

2. 毒药是在哪里被发现的？

a）餐厅的海鲜汤中

b）坐便器中

c）冰箱中

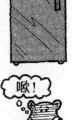

3. 他们是怎么处理这些毒药的？

a）加入被灌进敌人头目的茶水中

b）喂给了 11 万只不幸的仓鼠

c）免费送给了科学家

答案

1. c）没错，是蛤蚌。一个为美国中央情报局工作的人收集了几百只蛤蚌，这种毒素只在蛤蚌的某一个部位能找到，所以需要非常多的蛤蚌才能提炼出足够量的毒素。

2. c）19世纪70年代，有人在美国空军办公室的一个冰箱中找到了那些毒药。我打赌那个冰箱一定又冷又潮！当然，这些毒药是个秘密，空军矢口否认它的存在……

3. c）毒药被寄回它的制造者那里，他又把毒药转送出去。真是个无私的举动。

顺便说一句，科学家们只是将这些毒药用于和平实验，彼此间并没有互相投毒！

哦，也许我们在干燥的陆地上会更安全……也许不会！

残忍的蜜蜂与凶猛的黄蜂

全世界每年都有超过4万人死于残忍的蜜蜂和凶猛的黄蜂的毒刺之下。通常，它们的蜇针并不致命，但很多人被蜇后会对毒液过敏（很危险的敏感体质），他们的心脏会出现问题，导致休克。

与黄蜂不同，蜜蜂的蜇刺就像小渔叉一样有倒刺，在蜇人后无法从人的皮肤中拔出来。所以，当蜜蜂飞走时，它会有一半内脏被拽出来……

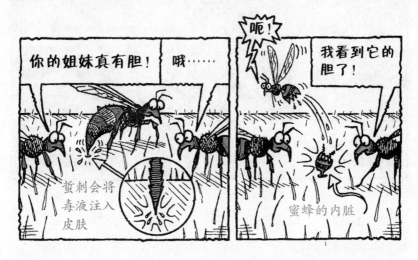

你会想，这样严重的后果一定能让蜜蜂们三思而后行了。它们的确会的，但并不是所有蜜蜂都会。非洲蜜蜂就是先蜇人再思考的。（更正一下，它们瞬间就死掉了，根本没有时间想问题，所以它们是"只蜇不想"。）

关于蜜蜂的"蜂"言"蜂"语

1. 我打赌你不想知道这个。在1964年，一个津巴布韦男孩被蜜蜂蜇了2 243次。他试着在河里躲开蜂群，可是疯狂的蜜蜂却不停地蜇他，直到他的头变成了黑色，肿得像个足球。难以置信的是，这个男孩竟活了下来。

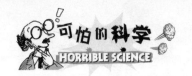

2. 一位科学家想知道非洲蜜蜂到底有多危险。于是,他在蜂巢前挂了一个足球欺骗蜜蜂,想看看蜜蜂会蜇这个球多少次。不承想,坏脾气的蜜蜂没去蜇球反而攻击了这位犯傻的科学家。他在几秒钟之内被蜇了92次,跑了800米才甩开进攻他的蜂群。可惜,当时没有人记录他逃跑所用的时间,也许那会是个全新的世界纪录。

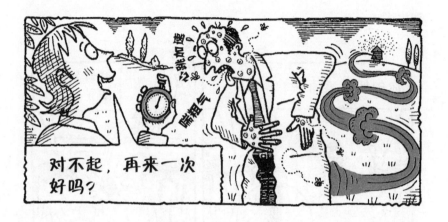

3. 1957年,南美洲的一位科学家想了一个绝妙的主意:把坏脾气的非洲蜜蜂与友好的欧洲蜜蜂进行杂交,意欲培育出既脾气好又适应热带气候的蜜蜂。但是,事与愿违,他们最后得到的却是杀人蜂!这种蜜蜂从巴西逃跑后,在1990年到达了美国。

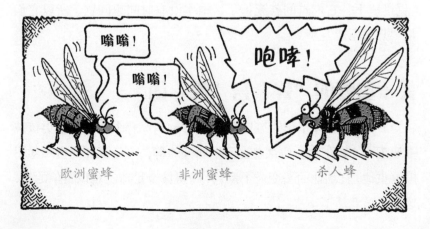

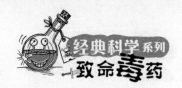

杀人蜂会攻击任何靠近它们蜂巢的生物，而它们最喜欢的筑巢地点就是人类的房屋中。也就是说，它们喜欢搬进你家里去住！

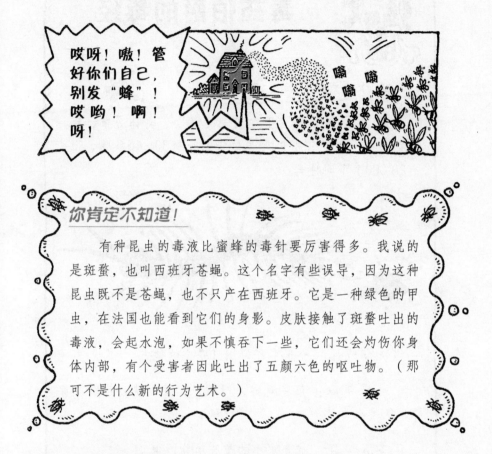

哎呀！嗷！管好你们自己，别发"蜂"！哎哟！啊！呀！

你肯定不知道！

有种昆虫的毒液比蜜蜂的毒针要厉害得多。我说的是斑蝥，也叫西班牙苍蝇。这个名字有些误导，因为这种昆虫既不是苍蝇，也不只产在西班牙。它是一种绿色的甲虫，在法国也能看到它们的身影。皮肤接触了斑蝥吐出的毒液，会起水泡，如果不慎吞下一些，它们还会灼伤你身体内部，有个受害者因此吐出了五颜六色的呕吐物。（那可不是什么新的行为艺术。）

你希望和这些野蛮而让人毛骨悚然的低等动物交朋友吗？这个真的很难，因为它们不想和你做朋友！

令人恶心的恐怖生物

毒药伯爵似乎对蜈蚣、蝎子和蜘蛛有着特殊的偏爱。他在自己的动物园中，给这些动物开辟了一个特殊的角落，还称它们为他的"心灵慰藉小助手"。我真的不愿去想它们是如何帮助伯爵的。不过，他许诺会让我们瞄一眼他写的一本绝密的关于毒药的书籍……

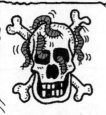

毒药伯爵的毒经

名称：蜈蚣

基本资料：蜈蚣是"五毒之首"，身体分节，每一节都长有一对腿，所以大多数蜈蚣长有30~46条腿，至少有28 000个不同种类。

蜈蚣尿

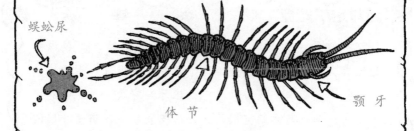

体节　　　　　　　　颚牙

分布地区：全世界任何潮湿安全的地方。

毒器部位：第一对脚，叫颚牙，呈钩状，钩端有毒腺，能排出毒汁。

杀伤指数：捕食更小的节肢动物，但有的种类也会伤人。菲律宾群岛上的一种蜈蚣一旦蜇了人，能让人疼上3个星期。真是太惊人了！

潜伏地点：即使在人的胃里，蜈蚣也能存活几个小时。它的毒液会使人恶心，引发呼吸障碍。哦，我想问问，有人希望尝尝奶酪蜈蚣三明治吗？

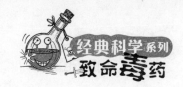

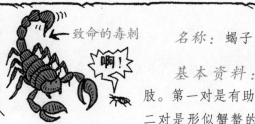

致命的毒刺

名称：蝎子

基本资料：蝎子长有6对附肢。第一对是有助食作用的鳌肢，第二对是形似蟹鳌的角须，其他4对则是步足。全世界蝎子的种类超过1000种。

分布地区：主要分布于热带和温带地区，但是寒带也有分布。

毒器部位：蝎尾的毒针。

杀伤指数：蝎子为肉食性动物，取食无脊椎动物和多种昆虫的幼虫。蝎毒足以杀死昆虫，但对人类没有致命危险。不过毒液能引起灼烧样的剧烈疼痛，就像钉子钉进你的脚趾一样疼。致命的角色是中东的以色列杀人蝎和北非黑肥尾蝎。

哈哈！

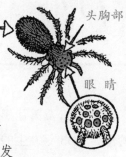

潜伏地点：蝎子会藏在鞋子里或床铺上。我一定要在客房里放上几只，嘿嘿！

名称：蜘蛛

腹部　头胸部

眼睛

基本资料：蜘蛛有4对步足，身体分为头胸部和腹部，单眼8只或8只以下。全世界至少有4万多种不同种类的蜘蛛，恐怕还有几千种没有被发现。（太好了！我希望没发现的那些蜘蛛都是能致命的品种！）体长

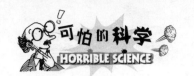
0.5~90毫米不等。蜘蛛也是很不错的宠物！

分布地区：除南极洲外，全世界都有分布。我很高兴地声明：我的卫生间里也有。

毒器部位：螯肢上的螯牙。

杀伤指数：螯牙里的毒素能麻痹猎物，这样它就得以慢慢享用美食。只有很少几种蜘蛛能置人于死地：美国的黑寡妇蜘蛛、巴西的游走蛛、澳大利亚的漏斗网蛛就是其中的代表。大多数蜘蛛都无法咬穿人类的皮肤，那些能咬穿的，比如塔兰托狼蛛，又没有足够强大的毒液杀死人类。这简直太有挫败感了。

@#!!!

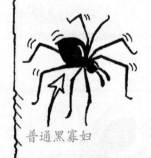

普通黑寡妇

潜伏地点：家里如果有黑寡妇蜘蛛，它更愿意藏在坐便器下面；而游走蛛会在房间里到处游荡。我预感到一个邪恶的阴谋正在展开！

你会自告奋勇让黑寡妇咬一口吗？如果这听起来让人毛骨悚然的话，1933年发生的一件事一定会令你大吃一惊：那一年，加拿大科学家艾伦·布莱尔为了实验，情愿自己被黑寡妇咬！

然而，这个故事在蜘蛛界，又是怎样的一个版本呢……

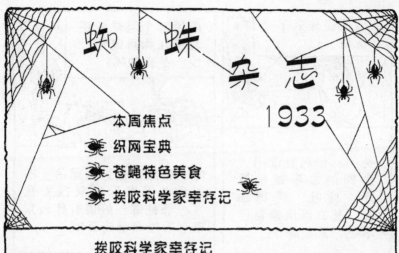

蜘蛛 杂志 1933

本周焦点
- 织网宝典
- 苍蝇特色美食
- 挨咬科学家幸存记

挨咬科学家幸存记

一只黑寡妇令人感动的、极富人情味的故事。

讲述者：艾雷·辛格

嘿！

长久以来，我们蜘蛛都生活在人类制造的恐怖之中，他们在卫生间围捕我们，以破坏我们的蛛网为乐。现在，一只勇敢的黑寡妇蜘蛛忍无可忍，正在强势反击。

嗡嗡！

都快气疯了，是吧？

嗡嗡！

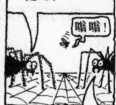

还没疯到他那种主动要求我咬他小手指的地步！

没错！这都是因为一名科学家饿了我整整2周，我这暴脾气压不住了！

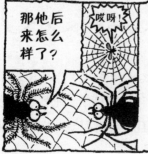

那他后来怎么样了？

哎呀！

哼，他的手指变得青紫，肿得像根香肠。整个过程别提多有趣了。（当然他说的话听起来更有趣，可是作为一只蜘蛛，我根本听不懂他的语言！）

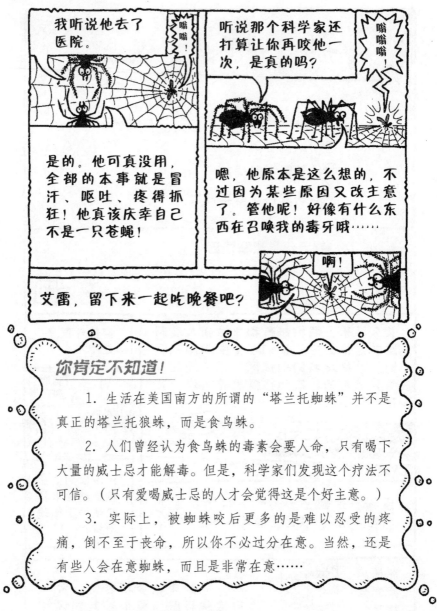

你肯定不知道！

1. 生活在美国南方的所谓的"塔兰托蜘蛛"并不是真正的塔兰托狼蛛，而是食鸟蛛。

2. 人们曾经认为食鸟蛛的毒素会要人命，只有喝下大量的威士忌才能解毒。但是，科学家们发现这个疗法不可信。（只有爱喝威士忌的人才会觉得这是个好主意。）

3. 实际上，被蜘蛛咬后更多的是难以忍受的疼痛，倒不至于丧命，所以你不必过分在意。当然，还是有些人会在意蜘蛛，而且是非常在意……

下面，我们就来证明这个故事是《×××故事集》一书中最恐怖的睡前故事。它一定能把你的弟弟妹妹吓得尿裤子，尤其是当你借着手电筒的灯光给他们讲这个故事，并且在关键时刻，把藏在袖筒中的玩具蜘蛛突然抽出的时候。

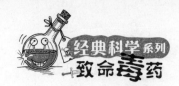

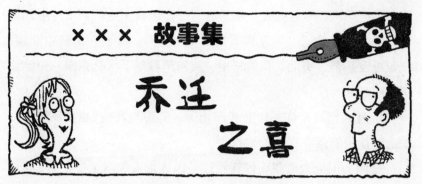

×××故事集

乔迁之喜

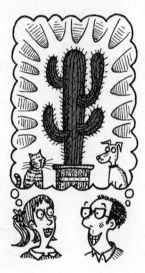

埃尔伯特和威尔玛是一对标准的美国夫妇。他们努力工作，努力攒钱，以实现他们最终的梦想——在阳光灿烂的亚利桑那州盖一幢自己的房子。

经过几年的积累，埃尔伯特和威尔玛终于存了足够的钱。于是，他们修建好了自己梦寐以求的房子，准备搬进去住。

"埃尔伯特，"威尔玛说，"我觉得我们可爱的新家里缺了一样东西。"

"你说缺什么呢？亲爱的。"埃尔伯特问道。

"亲爱的大抱熊，我们缺一棵那种粗大的仙人掌植物。我一直想要一棵。我觉得把它放在我们的客厅里一定很不错！"

"我同意，甜美的小羚。"埃尔伯特回应道，"我们还等什么呢？这就去园艺中心买一棵吧。"

一棵高大的绿植买了回来。威尔玛想的没错，新客厅里摆上这么一盆仙人掌真是锦上添花。

3周后，埃尔伯特和威尔玛举办了一个"乔迁聚会"。他俩所有的朋友和邻居都来了。不巧的是，那天晚上风雨交加——大雨瓢

泼，雷声滚滚，闪电如疯长的圣诞树一样刺破夜空。后来连电都停了，陷入一片漆黑。但是客人们根本不介意。聚会在黑暗中继续，气氛越发热烈。突然，在黑暗中，威尔玛看到了什么东西……她惊声尖叫起来！

所有人都被镇住了，交谈停止了，笑声哽在他们的喉咙深处，手上的饮料洒落在崭新的地毯上。

是因为闪电太刺眼而惊叫？还是因为仙人掌活了？是的，绝对见鬼了。这棵巨大的仙人掌正在摇摆扭动着，就像是在跳舞！

埃尔伯特颤抖着手打开了手电筒，光柱落在仙人掌上。所有的人都用自己最高的音量尖叫起来，他们看到的东西在半分钟内就占据了整栋房子。

这棵仙人掌确实活了！它上面全是活的蜘蛛——致命的、有毒的、咬人的小塔兰托蜘蛛。当它们还是卵的时候，它们的妈妈把它们生在仙人掌里，现在它们孵化出来了，这些小东西饿得很！

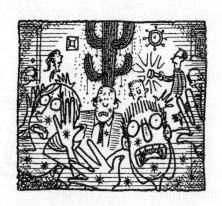

几百只塔兰托蜘蛛蠕动着，爬满地毯，爬上窗帘。它们在鞋子上巡逻，在手包中藏身，甚至还蹑手蹑脚地爬进了人们的裤腿儿里。它们会噬咬所有会动的东西，而且它们毒液的致命性比成年塔兰托蜘蛛高4倍。

（就是在这个时候，你要悄悄地拿出玩具蜘蛛，放到你弟弟或妹妹的头上，然后惊恐地大叫："你头发里是什么？！"）

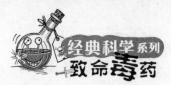

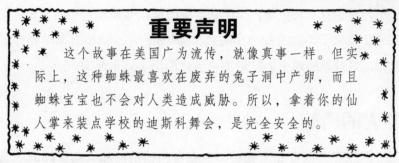

重要声明

这个故事在美国广为流传，就像真事一样。但实际上，这种蜘蛛最喜欢在废弃的兔子洞中产卵，而且蜘蛛宝宝也不会对人类造成威胁。所以，拿着你的仙人掌来装点学校的迪斯科舞会，是完全安全的。

现在你怎么样了？还心有余悸脸色发绿吗？那很好，你这脸色最适合与伯爵要向我们介绍的一批有毒害虫交朋友了……

让人恐惧的蛙和蟾蜍

1. 蛙和蟾蜍的皮肤上有毒。

2. 有些蛙在毒界的地位比较高。南美洲哥伦比亚的箭毒蛙就是非常恐怖的致命物种，只要 0.1 毫克毒液就可使人丧命。

3. 也就是说，（救命呀！……我的计算器哪儿去了？）盛满一只酸奶杯的毒液（约有 28 克）能杀死 250 多万人！而这只需要一些箭毒蛙就可以了！

4. 19 世纪 70 年代，科学家发现了南美洲金色箭毒蛙。这种蛙身上的毒素太强太致命了，科学家必须戴上橡胶手套才敢碰它。后来，当鸡和狗接触到这手套的时候，它们竟被毒死了。

5. 如果说蛙是让人恐怖的生物，蟾蜍则是让人惧怕的生物。一只狗要是吃了一只蟾蜍的话，它会口吐白沫，还有可能会死掉。

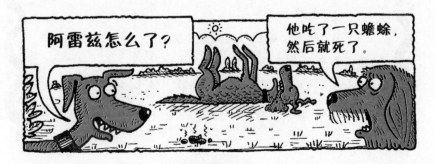

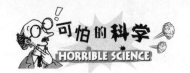
但是，有一种生物，即使拿最毒的蛙或蟾蜍和它相比，充其量只是没什么了不起的开心小跳虫。如果按 1~10 级给有毒动物分级的话，这种披鳞戴甲的狂野生物早就超出了这个范围……

吓人的毒蛇

你想养一条毒蛇当宠物吗？在毒药伯爵的私人动物园的所有动物中，他最喜欢的就是他的宠物响尾蛇……

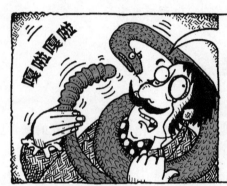

蛇只有在烦躁的时候才会攻击人。我正在试着训练我的滑滑，但它特别容易生气。

下面，我们就来分享一下滑溜溜的蛇的一些秘密……

魔鬼毒药档案

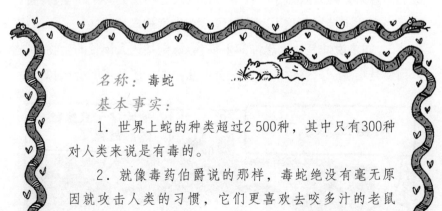

名称：毒蛇

基本事实：

1. 世界上蛇的种类超过 2 500 种，其中只有 300 种对人类来说是有毒的。

2. 就像毒药伯爵说的那样，毒蛇绝没有毫无原因就攻击人类的习惯，它们更喜欢去咬多汁的老鼠

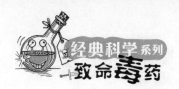

或者弱小的雏鸟。但不幸的是，人类习惯去招惹它们，更不幸的是，毒蛇的习惯是用免费毒液作为回敬。

　　3．毒蛇会通过中空的毒牙或者是毒牙上的凹槽有效地向其他生物注射毒液。蛇毒平时储存在颅腔内的毒素腺中。

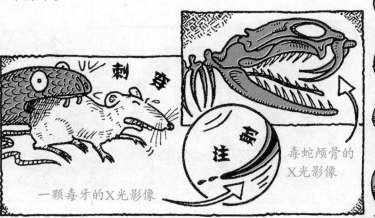

一颗毒牙的X光影像

毒蛇颅骨的X光影像

　　痛苦的细节：在你头部的两侧也有类似的腺体，但是你的腺体只会制造唾液。（幸亏人的唾液无毒，否则老师讲课时喷出的唾沫一定会杀死班里一半的学生。）

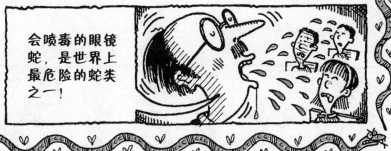

会喷毒的眼镜蛇，是世界上最危险的蛇类之一！

　　毒蛇的种类不同，其蛇毒所含的成分也不同，当然中毒程度也有所区别。你可以把这些毒液想象成"调味料"，毒药伯爵正把其中的两种加进奶昔里……

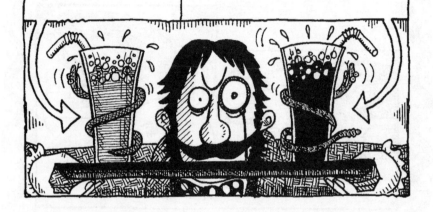

> 绿曼巴蛇的劲霸草莓口味神经毒素，能让你永远不会再动！

> 响尾蛇的黑醋栗口味滴血毒素，能让你的血液从血管中渗出，让细胞得不到足够的氧气，然后死亡。

　　如果说蛇是凶险的动物，那么人类就是更为恐怖的动物。在美国南部各州中，有个叫作"围捕响尾蛇"的节日。几千条无辜的蛇会在这些兴高采烈的庆祝活动中丧生。曾经发生了这样的事情：一名捕蛇人常常会抓住响尾蛇的尾巴，像甩鞭子一样甩动那些蛇，直到蛇的脑袋被甩飞出去。一天，又有一条蛇的脑袋飞了出去，却咬住了捕蛇人。结果，他死了。

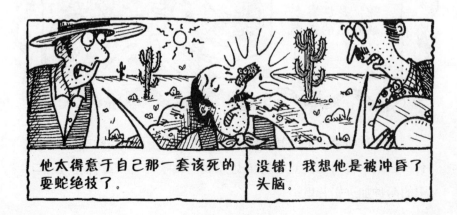

> 他太得意于自己那一套该死的耍蛇绝技了。

> 没错！我想他是被冲昏了头脑。

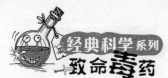

你肯定不知道！

是呀，被毒蛇咬并不是件开心的事情。但凭良心说，蛇毒也不是一无是处。

▶ 巴西蝮蛇的蛇毒具有收缩血管、提高血压的功效，所以成为治疗人类低血压的特效药剂。

▶ 鲁塞尔蝰蛇的蛇毒能促进血液凝固。有些人患有血液不易凝固的病症，利用这种毒素制成的药剂能帮助他们。

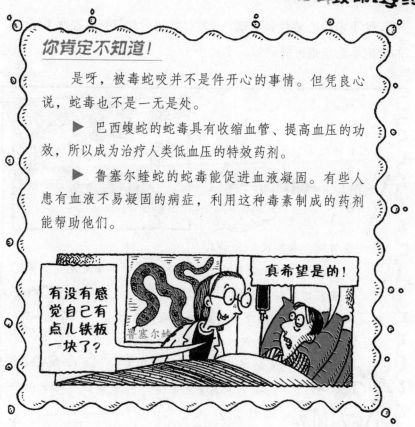

伯爵问福尔摩丝是否愿意试着被蛇咬一口，然后告诉我们他的感觉。经过半秒钟的思考后，福尔摩丝做出了决定：

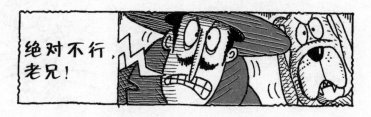

奇怪的蛇类专家

你还别说，有个古怪的科学家就真的自愿被注射蛇毒。在19世纪20年代，艾根博格博士往自己的身体里注射了蛇毒，目的是测试蛇毒带给人的痛苦和后果。

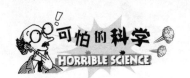

他下定决心要找到实情，即使有可能为此献身也在所不惜。他的笔记本看起来可能就像这个样子：

星期三

今天我给自己注射了绿曼巴蛇的蛇妻。

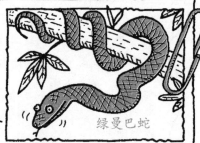

绿曼巴蛇

哎呀呀！我的皮肤开始发痒，同时感到灼伤般的疼痛。啊？连听到的声音都变得很奇怪。邻居家的车路过时听上去就像爆了胎似的。我感觉自己就像喝醉了酒——这太奇怪了，我可是滴酒未沾啊！噢，不！我觉得要吐！我的眼睛干疼，脸部麻木。

我感觉不到自己长着手指和脚趾——它们都掉了吗？哈！没有，它们还在那儿。但我现在呼吸很困难。哦，也许注射这种蛇妻是个馊主意。

6小时之后

痛不欲生的我快要死了。不管怎么说，这是最有意思的一次科学实验。再见，冷酷的世界。

第二天

不能想象我居然还活着！此刻，我正坐在床上，还有点儿头晕眼花，但已经度过了最糟糕的时候。太棒了，我可以进行下一个实验了。对了，我把眼镜蛇的蛇妻放到哪里了？

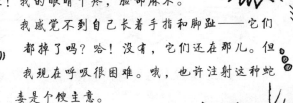

哈，听上去我们大难不死的博士的试管架上好像少了一支。在这个实验中，最让人震惊的是，他在给自己注射前将蛇毒稀释了10倍，所以如果使用的是原始浓度的蛇毒，他必死无疑。

其他人可没有这么幸运。1921年，驯蛇员汤姆·万莱斯被一条绿曼巴蛇咬了。第二天早晨，汤姆形色憔悴，咳了很多血。他拖着身子走到镜子前面，说：

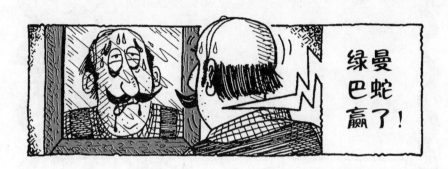

然后，他倒地身亡。

汤姆·万莱斯和艾根博格博士所需要的是一种能阻止蛇毒起作用的物质，或者叫"解药"，也被称为"蛇药"。当听到我说解药真的存在时，你一定非常高兴……

魔鬼毒药档案

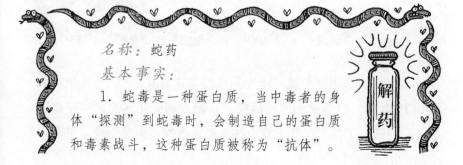

名称：蛇药

基本事实：

1. 蛇毒是一种蛋白质，当中毒者的身体"探测"到蛇毒时，会制造自己的蛋白质和毒素战斗，这种蛋白质被称为"抗体"。

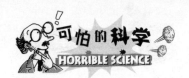
2. 抗体的作用是抓住毒素蛋白，与它们凝聚成团，阻止毒素形成危害。

3. 问题是发生致命的咬伤时，侵入体内的毒素太多，而且毒性发作迅速，身体还来不及制造出足够的抗体。

4. 那些能够存活下来的人，他们的体内会保留一些抗体。如果再次被同一种类的毒蛇咬伤，这些抗体将发挥重要作用。

啊？

5. 科学家们制造蛇药的方法是：将少量蛇毒注射进马或绵羊体内，使它们产生抗体，而后再把这些抗体提取出来。

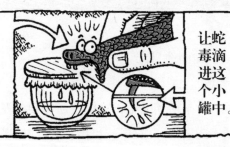

将蛇的毒牙刺穿塑料薄膜，从而收集蛇毒。

让蛇毒滴进这个小罐中。

痛苦的细节：既然科学家需要给马或绵羊注射蛇毒，这就意味着首先要抓到危险致命的毒蛇。有谁想去抓毒蛇吗？估计没有。

嘿嘿！

有个人愿意去，他就是澳大利亚蛇类专家凯文·巴登。让我们回到1950年，科学家们需要活捉一条澳大利亚北部的太攀蛇来制造一种蛇药。于是，巴登出发去往凯恩斯抓蛇。但是，这却演变成一出可怕的悲剧……

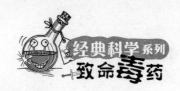

凯恩斯大事记

1950

勇者巴登之死

我们非常遗憾地报道凯文·巴登的死讯。勇敢的巴登年仅20岁，当时他在一堆石头下发现了一条太攀蛇。没等这位年轻的蛇类专家把这条滑溜溜的家伙捉进袋子中，它就缠住了他的手。

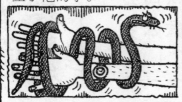

只有专业人士才能解救出巴登的双手，所以他请求过路的卡车司机吉姆·哈里斯带他去蛇类专家斯蒂芬斯先生的家。吉姆说："我从没有让毒蛇搭过车，但这回我认了！"在斯蒂芬斯的家中，巴登再次尝试把太攀蛇装进袋子中，却被咬了一口。第二天，便不幸离世。

但是，凯文·巴登不会白白牺牲的。科学家们利用这条蛇的毒液，制成了第一例太攀蛇解药。

接下来，在下一章我们要说的是……哦，等一下，有个读者有话要说：

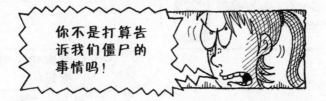

你不是打算告诉我们僵尸的事情吗！

哦，对不起，我笨死了！真是难以置信，有些科学家认为僵尸是真实存在的，而且人们能通过喝下毒药的方式变成僵尸。1980年，海地有个叫克莱维乌斯的男人敲开了他妹妹的房门。这似乎没

有什么奇怪的，但是克莱维乌斯已经死去并葬在地下 18 年了！他说他现在被挖出来，作为僵尸奴隶为一名巫毒教士工作。

　　美国科学家韦德·戴维斯听说这件事情后，决定前往海地去寻找真相。他买通了一个祭司，接触到了一些内部机密，知道了如何制造僵尸的方法。你想试一试吗？你一定想！

自我打造僵尸秘籍

现在，你能在舒适的家中把你的弟弟和妹妹变成你的僵尸奴隶了！

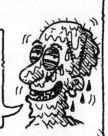

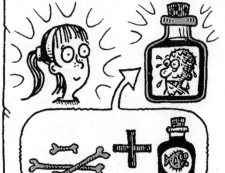

你需要：

▶ 一个弟弟或妹妹

▶ 我们特制的绝密僵尸毒药，里面含有真正的婴儿骨骼和河豚毒素

做法：

　　给你的弟弟或妹妹喝一点儿毒药。（千万别多了，否则你会毒死他们的！）

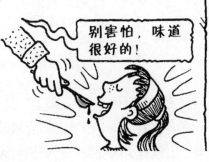

别害怕，味道很好的！

只要剂量合适，他（她）就会呈现假死状态，然后被埋葬。你所要做的就是把他们挖出来，指派他们干活儿，替你整理房间，为你做科学课作业！

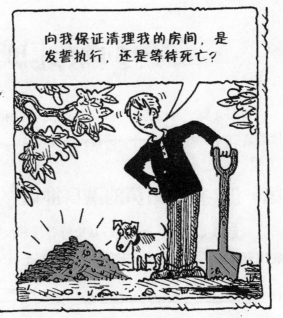

你在家里干这件事一点儿门也没有？好吧，得知这一点我真高兴，因为这省去了我向你解释的麻烦，据说给家庭成员下毒和奴役他们的行为都是违法的。还有，大多数科学家并不能确定这份僵尸毒药的配方是货真价实的。

你怎么看这件事？韦德·戴维斯是在宣扬巫教吗？你有足够的勇气去寻找事实吗？如果你行，你将成为一名毒药侦察新秀……但你需要先调查下一章出现的案子才能确定你的能力……

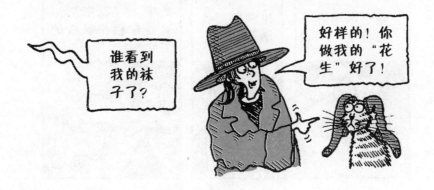

毒药侦察速成班

欢迎来到"可怕的科学"之毒药侦察训练课程！你的任务是在本章结束时，成为一名合格的毒药侦探！

第一课 找到毒药的藏身地点

我们派福尔摩丝（他已经从海鲜餐厅那次令人难堪的经历中彻底恢复过来了）去检查一栋非常普通的房子……

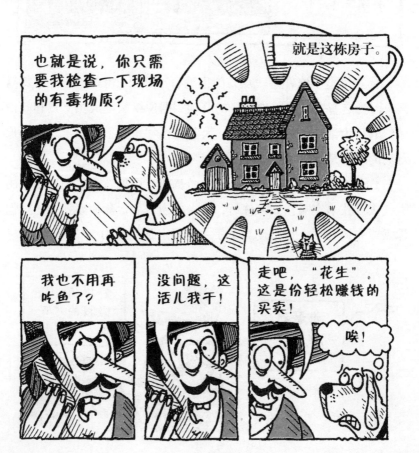

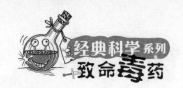

屋子中的
秘密毒药

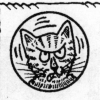

报告人：福尔摩丝

于是，我着手进行这份工作。这是我走错的第一步棋。我本以为胜券在握："花生"闻出毒药，而我轻松地数钱。虽然我们已经做过几千次这种工作了，但是这次明显估计不足。我根本没想到房子里面会有猫。不要误解我，猫咪待在属于自己的地方时还是很好的，但这个地方应该是火星。我知道"花生"和我想的一样……

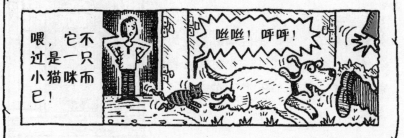

喂，它不过是一只小猫咪而已！

哇哇！呼呼！

当猫咪被关起来之后，我们继续搜寻。很快，我们就发现这不是个简单的差事。这栋房子里的有毒物质比彼得·波波夫的有毒香肠比萨屋里的还多。我是说，整栋房子都是危险地带！我们装了一整箱东西出来，还得再回去搬更多的。这是我们的战利品……

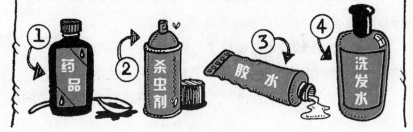

① 药品
② 杀虫剂
③ 胶水
④ 洗发水

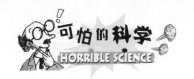
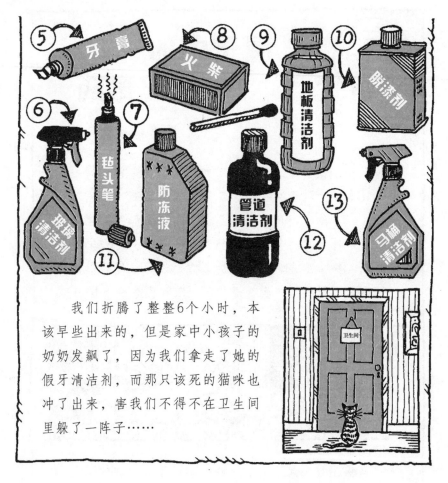

让我们仔细看看福尔摩丝找出来的这些东西吧！

1. 药品。所有的药剂和药片在大量使用时都会产生毒性，假牙清洁剂也一样。

2. 人类发明杀虫剂和除草剂，是用来杀死害虫和野草的，但它们对人类也适用，一样会毫不留情。

3. 唯一安全的胶水是贴有"儿童安全"标签的产品。多数类型的胶水或者强力胶水都会给人的健康带来不利影响。

4. 类似洗涤液、洗衣粉、洗发水、沐浴露和泡泡浴之类的东

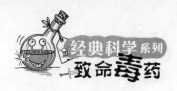
西都不要入口。如果你不想承担医药费的话，最好别让这些东西有一丁点儿钻进你的嘴里。

5. 漱口水、除臭剂和牙膏用在它们该用的地方是没有问题的，但你可不能把它们当成大餐。

6. 玻璃清洁剂可能含有有害的化学物质。把喷出的雾气吸进身体是非常危险的。

7. 毡头笔。只有那些注明"儿童安全"的毡头笔才是安全的，因为那里面的墨水是水性的。散发气味的毡头笔墨水可能含有有害的化学物质，从而引发呼吸困难。如果吸入太多，还会导致皮肤发青。

8. 火柴。舔舐"随手划"火柴（这是一类不用火柴盒就能划燃的火柴）是会中毒的。即使是舔安全火柴，这也是只有蠢人才会做的事情，因为它们会引起你肠胃不舒服。

9. 地板清洁剂中含有的松节油和石油溶剂的毒性很强。200年前，医生曾经给膀胱结石患者服用松节油，结果一些患者没了结石却得到了墓碑。

10. 脱漆剂。别碰它们，也别闻它们的气味。它们通常被用来清除老旧的油漆，但也能清除掉你的皮肤。

11. 防冻液是种可怕的东西。它能与人体内的化学物质发生反应形成草酸，使你在即使没有吃大黄的情况下，也会出现服食大黄叶后所有的悲惨的中毒症状。

12. 管道清洁剂和烤箱清洁剂不仅非常擅长溶解顽固的斑渍和烤焦的食物，也非常擅长溶解那些不理会包装上面警示文字的顽固人类。

13. 马桶清洁剂和漂白剂能要了细菌的命，也能要了那些把它们喝下去的人们的命。

好，第一堂课上完了。但是，在上第二课之前，你应该搞懂用

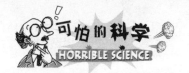

于水管、烤箱和马桶的清洁剂之所以能伤害你的皮肤，是因为它们都是碱性的。看看下面这些痛苦的中毒症状就明白了……

碱性毒药常识

1. 碱性化学物质能溶于水。水越多，溶液的碱性越弱，就像伯爵下面给我们演示的：

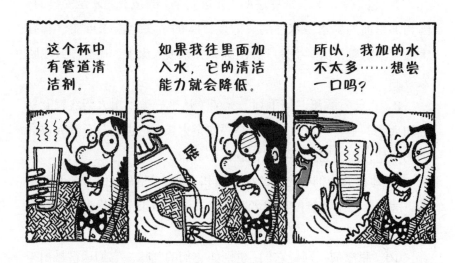

2. 碱性化学物质的原子团能从酸类物质中"拽走"氢原子。

3. 一旦失去氢原子，这些物质便会溶解。如果你在管道清洁剂的溶液中洗澡，也会被溶解的。

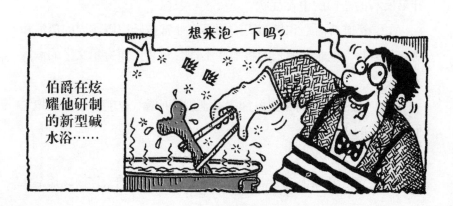

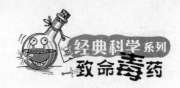

好消息来了：你想知道碱性化学物质是如何被制造出来的吗？请一瓶烤箱清洁剂来说出其中的秘密吧（然后再让它去毁尸灭迹）。

我的秘密身世

报告人：烤箱清洁剂

　　好吧，我会实话实说的。我从来没想过要成为恶心的烤箱清洁剂，虽然那个我很在行！被关进黑洞洞的橱柜，只有在做所有人都憎恨的卑微工作时才被放出来，这是多么无趣的生活啊！为什么我不能成为奢华的香水，置身于漂亮的瓶子中呢？（一声叹息！）这一切都还要从我还是一块食盐的时候说起。（这也是我体内含有钠离子的原因。）后来，我被一分为二，并且失去了氯原子。我的钠原子与水混合，迅速进行化学反应，之后我就变成了氢氧化钠！

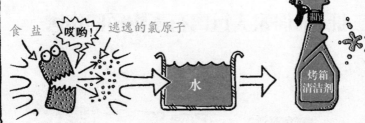

食盐　哎哟！　逃逸的氯原子　　　　　　　　　　　水　　烤箱清洁剂

食盐=钠+氯　　　　　水=氢+氧　　钠+氢+氧=氢氧化钠

　　事情本来还会变得比现在更糟的，我完全有可能被制成管道清洁剂或漂白剂。噢，天哪，想想看，有人掐着你的头，把你塞到马桶里，还拼命挤压你的内脏！这么说来，也许当一瓶烤箱清洁剂还不是最倒霉的！

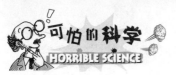

你肯定不知道!

并非所有生物都讨厌氢氧化钠,有一种小虾就喜欢它。在某些地方,如坦桑尼亚的纳特龙湖,那里的水和岩石反应后生成氢氧化钠。大多数生物在这样的水中都无法生存,但是生活在湖水里的一种小虾看上去却丝毫不受影响。(事实上,人们发现它们乐在其中!)

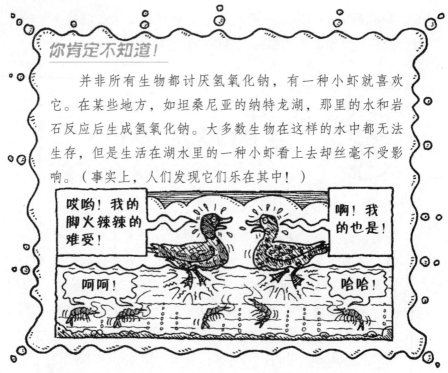

现在,让我们回到毒药侦察的训练课中……

第二课 确保家人远离有毒物质的伤害

你需要:

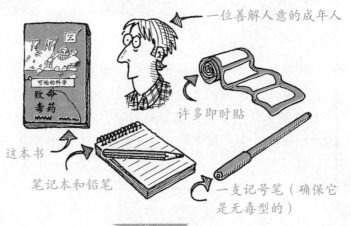

一位善解人意的成年人

许多即时贴

这本书

笔记本和铅笔

一支记号笔(确保它是无毒型的)

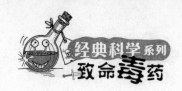

做法：

1. 得到大人允许后再进行本次活动，并且确保你的弟弟妹妹和小仓鼠都被妥善关起来了。因为我们不希望他们去碰触你找到的任何一种有毒物质。

2. 在你的即时贴标签上画上骷髅与交叉腿骨的有毒标志。下面这个图样挺有艺术感的，可供你复制。谢了，托尼。

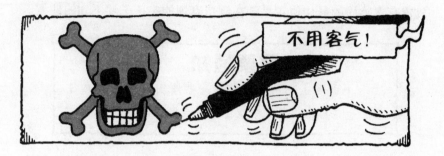

不用客气！

3. 巡视家里的每一个角落，把标签贴在每一处你找到的有毒物质上。你会被你用掉的标签数量吓到的！

4. 对你发现的每一种中毒危险都做个记录，比如：

▶ 有毒物质或药剂被倒进与名称不符的瓶子里。

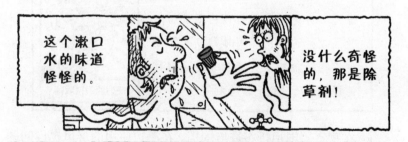

这个漱口水的味道怪怪的。

没什么奇怪的，那是除草剂！

可怕的健康警告

想都不敢想的事情！你要用洗发水洗头发，结果用的却是烤箱清洁剂；你咳嗽咳得很厉害，喝下去的却是脱漆剂！如果你们家把这些东西错放进了不该放的瓶子中，你最好给社会福利机构打电话，要求进入一家儿童福利院。也许那里会更安全些！

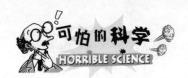
▶ 有毒物质被存放在没有上锁的厨柜下层，饿了的弟弟妹妹和仓鼠有可能够到。

▶ 有毒物质的盖子能被小孩子轻易地打开。

▶ 药品被存放在没有上锁的柜子下层。

▶ 有毒物质有泄漏的情况。

5. 把发现的所有危险都告诉大人，并建议他们马上采取行动。放置有毒物质的最佳位置是锁在制造麻烦的小孩子够不到的地方。

重要通知

下面要上的两节课包含一些超前的高水平的内容，也许你应该等到当上警察后再回来学习。

第三课 开棺验尸

重要提醒

在发掘死者尸体前，务必得到许可。你绝对不希望被一名严厉的教区牧师追得围着墓地跑。也不要去挖掘死掉的家庭宠物来验证自己的掘墓技巧。让仓鼠哈利安息吧！

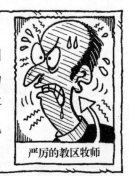

严厉的教区牧师

1. 在墓室周围用帆布进行围挡。在海边使用的屏风也没问题，只要上面没有傻乎乎的色彩鲜艳的卡通形象就行。

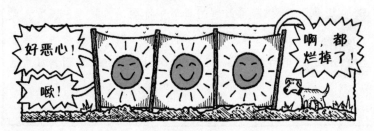

好恶心！

噢！

啊，都烂掉了！

2. 核实一下，确定你准备挖的坟墓没错。如果你错误地挖出不该挖的尸体，那可是件很尴尬的事情！

3. 将棺材盖打开一条缝，让里面的臭味散一散。（事先准备好晾衣夹夹住鼻子。）

4. 不要忘了从墓穴中取一些泥土。毒素有可能已经渗进这些泥土中，所以会对你的检测有所帮助。

5. 把尸体放进棺材，然后一起带走，进行后续的检验。这真是太简单了（其实一点儿也不）！

第四课 检测尸体中的毒素

除了你从墓穴中带回来的泥土样品外，你还需要一些尸体的样品（少量即可）。下面是一份简要清单：

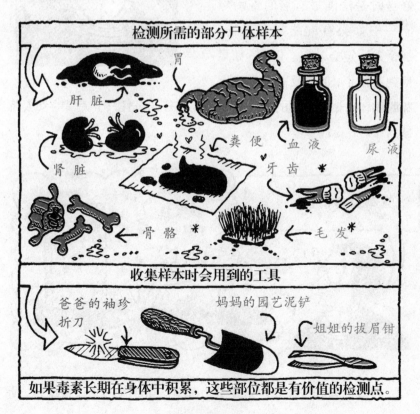

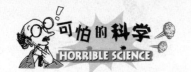
在我们试着做这些检测前，你一定很想知道是谁让毒物测试这门科学腾飞的……

名人堂：马修·奥菲拉（1787—1853）

国籍：西班牙（后来成了法国人）

这位科学家面临一个痛苦的选择：他是否该出席谋杀问讯？

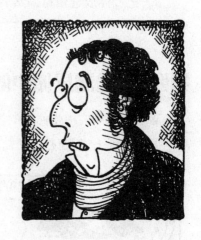

工厂老板查尔斯·拉法基死了。他的妻子玛丽因涉嫌谋杀在接受审讯，而法院想知道她是否使用了砷。玛丽买过含砷的老鼠药，但警察在查尔斯的尸体中并没有发现毒物的迹象。马修当时是法国最有名的毒物专家——如果有谁能找到毒物，那个人一定会是他。但是，如果他判断错了，他的反对者就会大肆叫嚣，比聚在一起的一群蟑螂还要猖狂，而且一个无辜的女人将被问罪。

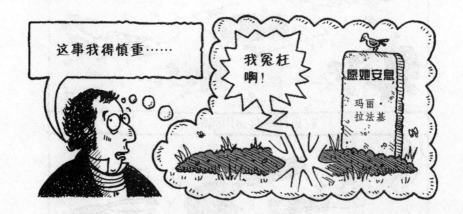

年轻的马修曾经在西班牙学习医学。由于他的工作很出色，所

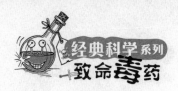

以巴塞罗那市政府决定资助他继续深造。这就是他来到巴黎的原因。1814 年，马修创作了以毒药为主题的专著《毒理学概论》，里面讲述了毒药作用于人体的痛苦的细节，以及如何对体内的毒药进行检测。因此，他是揭开查尔斯·拉法基神秘死因的最佳人选。

马修使用的是 4 年前，也就是 1836 年发明的检测方法。这个方法很奏效，证实了拉法基是被砷毒死的。玛丽的罪名成立，她被判终身监禁，而马修则继续在 4 000 条不幸的狗身上做着毒理实验。他创立了一个全新的关于毒药的学科，如果你想借用那位死去的科学家的话，这个学科就是毒理学。

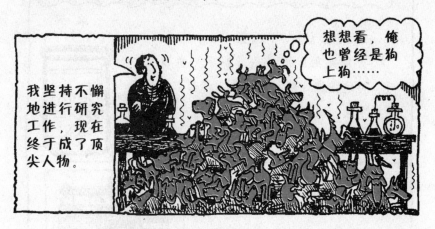

虽然我想说祝马修·奥菲拉幸福地生活，直到永远，但是他并没有。在 1848 年法国大革命之后，这位科学家与新政府的关系紧张。他不再被邀请到最高层的聚会中，也不再被委以重任。在这种压力下他生病了，5 年后便辞别人世。今天，几乎没有人记得他，甚至不知道他被安葬在哪里。这样也好，至少没有人把他挖出来。

这提醒了我，我们本该给尸体做毒理检测的。当然，一些设计巧妙的设备会成为你的好帮手。所以，下面就是送给你们这些未来的毒理学家们的最理想的礼物！

毒药伯爵的毒药产品

隆重推荐

毒药实验室的
精良装备

本周特价中……

纸质色谱分析装置

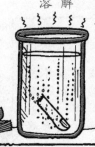

溶解

方便使用！把样品溶解于化学物质中后，将这张纸片放入溶液中。样品溶液被纸片吸上来，毒药进而被分离出来。这种测试方法能检测出90%的已知毒药。

质谱分析仪

它能用强大的磁体分离出气体中的有毒化学物质，是向你的科学同行炫耀的好东西。

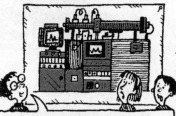

我过生日的时候会得到一台！

免疫鉴定法

在某种毒药中加入其他化学物质，使它变得相对安全，然后将其注射到动物体内。动物会制造出抗体，据此你就能分析这种毒素是什么了。（不提供实验动物。）

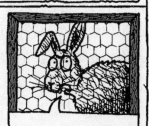

我不是自愿的！

什么？你说你年龄太小，不适合做这些高级的检测工作，但你又渴望现在就做些毒物测试？好吧，下面这个特别的实验能让你锻炼自己的操作能力……

有胆你就试……用纸质色谱分析装置检测毒药

你需要：

▶ 一些报纸

▶ 一把尺子

▶ 一条3厘米宽，20厘米长的抹布布条或者吸水纸

▶ 一些绿色食品色素

▶ 一支小号画笔

▶ 一只大布丁碗，内装2厘米高的清水

做法：

1. 实验过程会很邋遢，所以要铺上一些报纸，否则下一个实验就要在你的尸体上进行了。

2. 在距离纸条或布条一端3厘米远的地方，用画笔涂上一道约0.5厘米宽的食品色素。

3. 将纸条（或布条）无色素的一端搭在布丁碗的边缘，另一端浸入水中约1厘米。

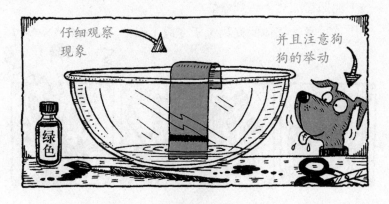

仔细观察现象

并且注意狗狗的举动

绿色

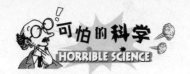

你会发现：

水被吸上去了。当水升至食品色素处时，几种颜色被分离出来。（要用几分钟的时间才能完成。）你可以把这想象成可怕的毒素正从一个恐怖的样品中如此这般地渗出。最好再用不同颜色的食品色素和水性毡头笔做一下这个实验。

祝贺你！你快看完这本书了！但是，你还记得书中那些可怕的细节吗？现在有个机会，借此可以验证一下你是名耀眼的侦探还是名傻乎乎的研究员。测试的题目都是基于你已经读过的内容，如果你掌握了书中的信息，你就能揭开这些凶杀案背后的神秘真相！

痛苦毒药测试

1. 1838 年，一位恶毒的妻子试图毒死她的丈夫。她为丈夫做了一碗热汤，在里面偷放了磷，是什么引起了丈夫的怀疑？

a）这碗汤有股马桶清洁剂的味道

b）这碗汤不断冒泡，冷却以后还在冒

c）这碗汤在黑暗中闪着光

2. 1954 年，2 名妇女因斑蝥而中毒。科学家刘易斯·尼科尔斯博士怎么证明是这种有毒物质的？

a）他把它加热，直到爆炸

b）这种毒物把他的宠物兔子变成了僵尸

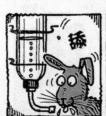
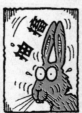
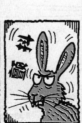
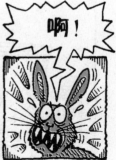

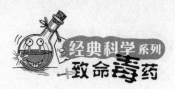

c）他把中毒者的呕吐物涂在自己的胳膊上，结果起了疱疹

3. 绯红金刚鹦鹉生活在南美洲。它们以种子和水果为食，包括一些有毒植物。既然这样，它们为什么没有被毒死呢？

a）它们过后会吃点儿陶土

b）它们会让猴子先试吃这些食物

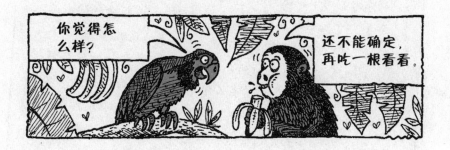

你觉得怎么样？

还不能确定，再吃一根看看。

c）它们将毒素贮存在美丽的羽毛中

4. 1953 年，美国驻意大利大使克莱尔·露西拥有一切——显赫的职业，住在宫殿里，有仆人照顾，屋顶还装饰有古老的油画，备受人们的羡慕。但是，后来她得了一种怪病。她不停地呕吐和腹泻，头发开始脱落，甚至感到眩晕，说自己看到了飞碟。一位医生在露西的尿液中发现了砷。是谁给她下的毒？

a）外星人

b）天花板

c）医生

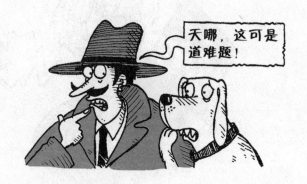

天哪，这可是道难题！

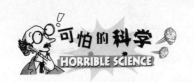

答案

1. c）别忘了，磷能在黑暗中发光！除非是外星人熬的汤，否则汤不会有这种"特异功能"。丈夫把汤拿给警察看，于是他的妻子只能去监狱"发光发热"了。

2. c）记得吗？这种毒素能引起皮疹（见101页）。这位科学家非常勇敢，这种毒素可能会置他于死地的。

3. a）这种聪明的鸟会飞到河堤上，靠啄食的陶土来吸收毒素。陶土终归是陶土，它是否对人类也管用……

4. b）天花板上的油画含有砷。它脱落的时候正好掉进了露西的咖啡中！露西夫人很幸运，她的命保住了。这个发现一直被当成秘密来保守，当露西夫人告诉别人自己是砷中毒的时候，没有人相信她。毕竟，这种砷化物的俗名"砒霜"是个让人感到恐惧的名字。

这很吓人，是吧？你正悠闲地坐着，品着自己喜欢的咖啡……而头顶的天花板却在密谋着要你的命！绝对不允许这种事情发生！毫无疑问，毒药是最痛苦最吓人的化学物质……难道不是吗？

你做好正视"痛苦的真相"的准备了吗？

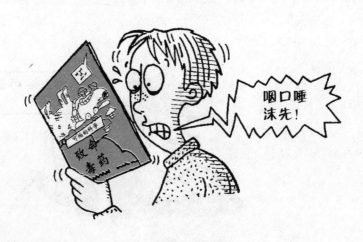

咽口唾沫先！

尾声：痛苦的真相

中毒是十分痛苦的，这一点儿都没开玩笑。如果你刚读了这本书，就不需要提醒你毒药引起的痛苦到底有多厉害了……假如你真忘了，毒药伯爵会十分乐意再次提醒你的……

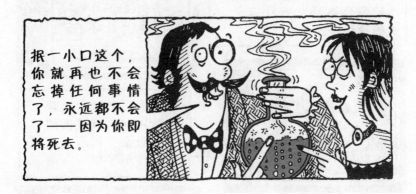

由于毒药是痛楚的、致命的、危险的，谁都会怕它们。所以，世上有像阿布都·哈米特苏丹这样惧怕毒药的人也就不足为奇了。说到这里，其实还有一个害怕毒药的人：

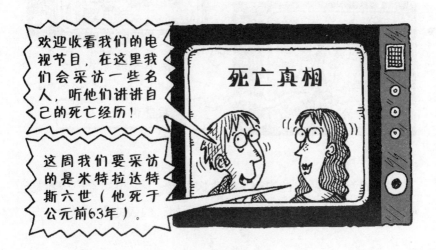

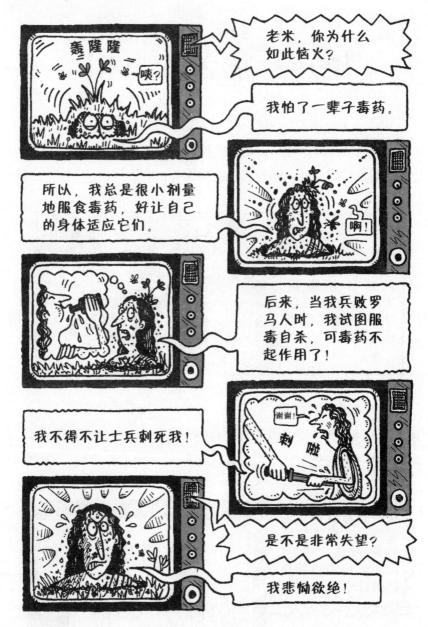

　　米特拉达特斯六世的故事给我们上了一课。虽然毒药很容易让人害怕，但还有很多更可怕的事情。例如，凶残的人类宿敌。

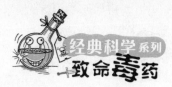

仔细想想，我们真的应该惧怕毒药吗？毕竟……

▶ 有些毒药能被制成挽救生命的药物，想想那些非常有价值的有毒植物和蛇毒吧。谢谢你们，有毒的伙伴！

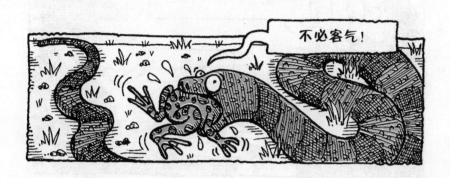

▶ 有些毒药在工业生产中很有用。虽然我们不会想喝含砷化物或铅的饮料，但是如果没有砷和固体铅，我们的作者就无法在电脑上完成本书的写作。

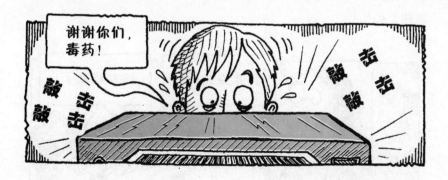

▶ 有些物质有毒是因为你摄入过量。在小剂量的情况下，它们对生命是有益的。谁不想要一块糖，一杯水，或者是一阵吹来的氧气呢？如果你不能得到这些，很快你就会饥饿、干渴和窒息！

人们很容易被各种各样有毒的动植物震慑住，被潜伏在厨房柜子中的有毒物质吓到。但是，即使是最可怕的毒药，例如氰化物，也只有在作为灭绝性武器使用时才是真正可怕的。因为如果毒药落

入坏人的手中，它们就会被用于杀戮或谋杀。

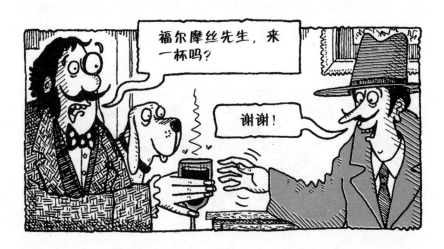

所以，对待毒药最好的办法不是去害怕它们，而是去研究它们，从而学会保护自己。你看到了，科学不仅仅是研究制造新的化学产品，更多的是要研究如何安全、明智地使用它们。祝你阅读《致命毒药》愉快！

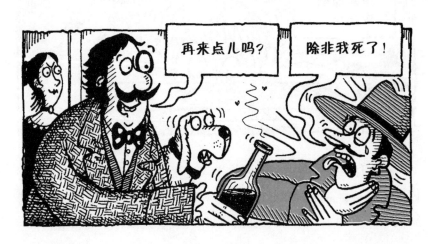

（别担心，这只是一杯有益健康的小球甘蓝汁！）

有毒物质训练营

现在看看
你是不是一名
有毒物质的专家！

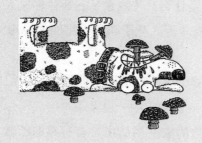

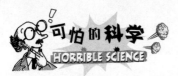

毫无疑问，读过这本书，你会发现那些关于危险和死亡的故事相当有意思。至于你掌握了多少，现在就测试一下吧。你有足够的勇气养一条河豚做宠物吗？一只不起眼儿的蘑菇会把你吓昏吗？闯过这些小测验，证明你的实力……

顺藤摸瓜

这个世界上充满了危险的事物，飞驰的汽车、爆发的火山和小弟弟放的臭屁。就像你已经了解的那样，有毒物质会在最意想不到的地方准备好了进行伏击。请你利用各题目的线索，对下面这些让人毛骨悚然的问题做出解答。

1. 常被名人或有钱人使用的什么物质，来源于肉毒杆菌，能麻痹过于发达的肌肉，使之收缩。（线索：有除皱功效）

2. 哪种罪恶的气体在第一次世界大战中被使用，使受害者痛苦失明？（线索：你可能在吃烤牛肉时吃下它）

3. 哪种由钠和氯组成的具有潜在危险的化合物是你每天都离不开的？（线索：只是一种少量使用的调料）

4. 有毒的一氧化二氮过去常常在手术中被用来止痛。这种可怕的气体的俗名是什么？（线索：它能让你发笑）

5. 每年约有 4 万人死于哪种嗡嗡叫的昆虫？（线索：带条纹的有刺的动物）

6. 身体中哪个了不起的器官能过滤出危险的毒素？（线索：它可能是你难吃的校餐中的一道菜）

7. 哪种危险的家庭用品中含有有毒的乙苯和甲苯？（线索：你可能会卡在这个问题上无法继续）

8. 哪种日常用品能让你的细胞皱缩，使你的身体脱水成一只干梅子？（线索：这是一种很甜蜜的死法）

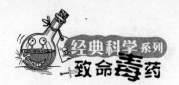

1. 肉毒杆菌毒素制剂；

2. 芥子气；

3. 食盐；

4. 笑气；

5. 蜜蜂和黄峰；

6. 肝脏；

7. 胶水；

8. 糖。

谋杀档案

多少个世纪以来，很多疯狂的杀人犯都选择毒药作为自己的武器。这里是毒杀案中的一些恐怖的例子。你是一名好侦探吗？那就来揭开这些可怕事件的真相吧。

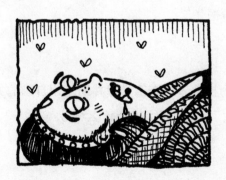

1. 在16世纪的意大利，比安卡·卡佩罗想要用满是毒药的馅饼毒死斐迪南主教。主教后来怎么样了？

a）没事——发生了意外，结果是比安卡自己吃了这个馅饼

b）没事——馅饼上的洋葱消除了毒性

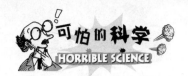

c）他浑身发青，呕吐并缓慢痛苦地死去

2. 古代哲学家苏格拉底被用毒药赐死。他吃下的是哪种可怕的有毒植物？

　　a）蜀葵

　　b）天仙子

　　c）毒芹

3. 1 世纪，恶毒的阿格里皮娜给自己的丈夫，克劳狄乌斯皇帝吃了什么，使他被毒死？

　　a）有毒的蘑菇

　　b）有毒的花生

　　c）有毒的葡萄

4. 哪个著名的投毒杀人犯用东莨菪碱毒死了自己的妻子，并把她的尸体埋在了地下室？

　　a）无名医生

　　b）拉姆森医生

　　c）克里平医生

5. 氰化物投毒者理查德·库林斯基用自己的方法把受害者的尸体冰冻起来，为此他得了一个什么绰号？

　　a）雪人

　　b）冰人

　　c）鞭子

6. 1978 年，保加利亚人乔琦·马尔科夫的大腿被刺，而后身亡。请问凶手经过他身边时用什么带毒的尖锐物体刺中了他？

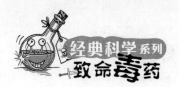

a）手杖

b）雨伞

c）钢笔

7. 安妮·道斯，也被称为"笑面虎奶奶"，杀死了她的4任丈夫和其他家庭成员。请问她在被害者吃的梅干上撒了什么毒药？

a）砒霜

b）氰化物

c）魔法蘑菇

8. 1895年，罗伯特·布坎南因用磷毒杀自己的妻子被处死刑。在坐上电椅前，布坎南的职业是什么？

a）律师

b）毒物专家（干都是大案子）

c）医生

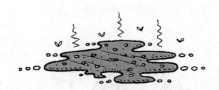

答案

1. a）趁比安卡·卡佩罗眼睛看别处的时候，聪明的主教与她交换了馅饼。

2. c）可怜的苏格拉底服下了毒芹毒素，眼睁睁地等着毒素使他的心脏停止跳动。

3. a）邪恶的阿格里皮娜也被认为是毒杀另外几名不幸的罗马人的凶手。

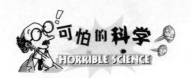
4. c）最终，疏忽大意的克里平医生在逃往加拿大的途中被捕。

5. b）疯狂的库林斯基甚至把其中一名受害者塞进了冰激凌车的冰柜中。

6. b）没有人能确定到底是谁杀死了不幸的马尔科夫。

7. a）疯狂的安妮还有一个绰号是"砒霜安妮"。

8. c）毁灭大坏蛋布坎南的是他的医学知识——他太精通于制造一起完美的犯罪了。

邪恶症状

不同的有毒物质会用不同的方式来折磨中毒者。（毋庸置疑的是，毒药的副作用大多也是令人极其痛苦的。）通过下面这些可怕的症状，你是否能判断出相应的是什么毒药。

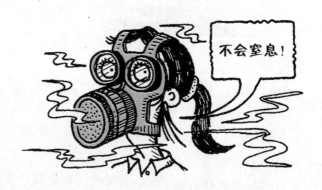

不会窒息！

1. 这种可怕的气体一旦被吸入，就会刺激你的肺，发生肺水肿，最终产生在陆地上被淹死的效果。

2. 这种致命的金属会让你疯狂。它会损伤大脑和肾脏，造成排尿困难，全身泛黄。最后死亡。

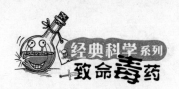

3. 这种类金属毒药的毒性发作是从胃部强烈的灼烧痛感开始的。中毒者的粪便和呕吐物会在黑暗中发光，皮肤变黄，然后死亡。

4. 吞下这种毒药后，起先会昏昏沉沉的，很快就会向卫生间狂奔，疯狂地腹泻，造成胃肠脱水。当你开始看到巨大的兔子时，你该知道死亡离你不远了……

5. 这种致命金属在骨骼里不断积累时，就会出现全身反应。开始是胃疼，随后牙龈变青，肌肉严重损伤，精神错乱。当然，很可能会死掉。

6. 据说这种可怕的气体是杏仁味道的，但这恐怕是它唯一的优点了。只要吸一点点进入肺部，人就会昏迷，然后呕吐，直到无法呼吸而死。

7. 这种邪恶的金属与其他元素结合时，先是让人肚子隐隐作痛。别以为这就完了，它还会侵入神经系统，导致身体不受控制。皮肤会变得非常敏感，以至于都不能微笑（的确也笑不出来），最终将面临死亡。

8. 和很多毒药一样，中毒者开始时可能只会感到有点儿恶心。然后，身体的各个部位都会失禁——可能会拉在裤子里，成桶的鼻涕擦也擦不完。你没有时间感到尴尬，因为死期已近。

a）磷

b）铅

c）氯气

d）锑

e）铊

f）汞

g）氰化氢

h）BZ

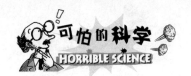

答案

1. c）；2. f）；3. a）；4. h）；5. b）；6. g）；
7. e）；8. d）。

有毒植物

下次，你在户外一边摘着野花一边大嚼着苹果的时候，也许该提醒一下自己：不管是什么植物，毒素或者潜伏在叶片里，或者被深藏在种子中。你能够妙探寻凶，找出下面可怕的毒素来自于何处吗？

1. 氰化物	a）乌头
2. 草酸	b）致命的茄属植物
3. 蓖麻毒素	c）飞伞菌
4. 乌头碱	d）苹果种子和李子核
5. 东莨菪碱	e）毒芹
6. 茄碱	f）蓖麻籽
7. 鹅膏毒素	g）马铃薯芽苞
8. 毒芹碱	h）大黄叶

答案

1. d）；2. h）；3. f）；4. a）；5. b）；6. g）；
7. c）；8. e）。

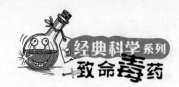

愤怒的动物

　　大自然已经告诉我们，很多生物都能靠着强有力的毒素进行自我防卫，但是对于那些凶险的动物来说，事情就不仅仅是自卫那么简单了。你能指出下面哪些叙述是恐怖的事实，哪些只是捏造的描述吗？

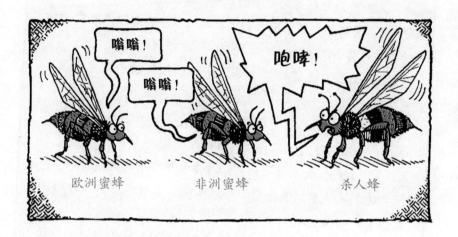

欧洲蜜蜂　　　　非洲蜜蜂　　　　　　杀人蜂

　　1. 凶残的蓝环章鱼能凭借它有毒的触手，一下就把人蛰死。

　　2. 残忍的响尾蛇注射的毒液能让受害者的血管破裂。

　　3. 雄性鸭嘴兽的后腿上长有毒刺，能让你疼得抓狂。

　　4. 被可怕的塔兰托蜘蛛咬上一口，一个成年人在3个小时内就会死亡。

　　5. 如果你中了河豚毒，只要向中毒的地方撒尿，就能消除疼痛。

　　6. 如果你把金色箭毒蛙作为宠物饲养，那么这种世界上最毒的脊椎动物将会变得毫无毒性。

　　7. 绿曼巴蛇注射的神经毒液能在15分钟内使人丧生。

　　8. 蜘蛛能控制它们注入受害者体内毒液量的多少。

1. 假的。蓝环章鱼绝对是致命的生物，但它的毒液在唾液中，所以它是通过噬咬来结束对手的生命的。

2. 真的。响尾蛇的毒液能使中毒者的血液从血管中渗出，从而使细胞得不到足够的氧气，导致死亡。

3. 真的。世界上有毒的哺乳动物很少，但形象可爱的鸭嘴兽却是其中之一。

4. 假的。没有哪只塔兰托蜘蛛能仅仅咬一口就置人于死地的。

5. 假的。要是中了这种鱼的毒，还是找人为你祈祷吧——世上还没有河豚毒素的解药呢。

6. 真的。金色箭毒蛙致命的毒素源于它的食物。如果你把它关在笼子里，喂给它新鲜水果吃，它将成为最友好的蛙类朋友，伴你左右。

7. 真的。被咬后的状况大概是这样的：手指刺痛，口吐白沫，很可能大小便失禁，然后全身瘫痪，一通痉挛后，进入昏迷状态。所有这些只需一杯茶的工夫。

8. 真的。吓人的蜘蛛并不总是在毒牙中充满毒液。如果你在上厕所时打扰了它们，它们可能只会在你的屁股上回敬一小口，这通常属于自卫性还击，被称为"无毒噬咬"。

"经典科学"系列（26册）

肚子里的恶心事儿
丑陋的虫子
显微镜下的怪物
动物惊奇
植物的咒语
臭屁的大脑
神奇的肢体碎片
身体使用手册
杀人疾病全记录
进化之谜
时间揭秘
触电惊魂
力的惊险故事
声音的魔力
神秘莫测的光
能量怪物
化学也疯狂
受苦受难的科学家
改变世界的科学实验
魔鬼头脑训练营
"末日"来临
鏖战飞行
目瞪口呆话发明
动物的狩猎绝招
恐怖的实验
致命毒药

"经典数学"系列（12册）

要命的数学
特别要命的数学
绝望的分数
你真的会＋－×÷吗
数字——破解万物的钥匙
逃不出的怪圈——圆和其他图形
寻找你的幸运星——概率的秘密
测来测去——长度、面积和体积
数学头脑训练营
玩转几何
代数任我行
超级公式

"科学新知"系列（17册）

破案术大全
墓室里的秘密
密码全攻略
外星人的疯狂旅行
魔术全揭秘
超级建筑
超能电脑
电影特技魔法秀
街上流行机器人
美妙的电影
我为音乐狂
巧克力秘闻
神奇的互联网
太空旅行记
消逝的恐龙
艺术家的魔法秀
不为人知的奥运故事

"自然探秘"系列（12册）

惊险南北极
地震了！快跑！
发威的火山
愤怒的河流
绝顶探险
杀人风暴
死亡沙漠
无情的海洋
雨林深处
勇敢者大冒险
鬼怪之湖
荒野之岛

"体验课堂"系列（4册）

体验丛林
体验沙漠
体验鲨鱼
体验宇宙

"中国特辑"系列（1册）

谁来拯救地球